Mosab Nouraldein Mohammed Hamad
Fania Abdallah Elbadri

O estrogénio é uma hormona maravilhosa

Mosab Nouraldein Mohammed Hamad
Fania Abdallah Elbadri

O estrogénio é uma hormona maravilhosa

ScienciaScripts

Imprint

Cover image: www.ingimage.com

This book is a translation from the original published under ISBN 978-620-2-06361-6.

Publisher:
Sciencia Scripts
is a trademark of
Dodo Books Indian Ocean Ltd. and OmniScriptum S.R.L publishing group

120 High Road, East Finchley, London, N2 9ED, United Kingdom
Str. Armeneasca 28/1, office 1, Chisinau MD-2012, Republic of Moldova, Europe
Printed at: see last page
ISBN: 978-620-7-78217-8

Dedicação

Ao fundador da universidade:

Professor: Alsheikh Abdallah Elbadri

Reconhecimento

Os meus agradecimentos à administração de Alsheikh Abdallah Elbadri pelos grandes esforços que têm feito para promover sistemas e técnicas educativas na universidade, a fim de libertar pessoal qualificado para o mundo.

Capítulo 1 Introdução

Os estrogénios são hormonas importantes para o desenvolvimento sexual e reprodutivo, especialmente nas mulheres. São também conhecidas como hormonas sexuais femininas. O termo "estrogénio" refere-se a todas as hormonas quimicamente semelhantes deste grupo, ou seja, a estrona, o estradiol (especialmente em mulheres em idade reprodutiva) e o estriol.

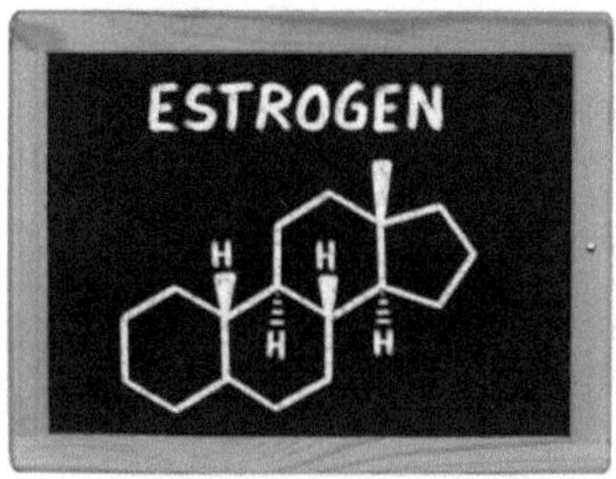

Nas mulheres, o estrogénio é produzido principalmente nos ovários. Os ovários são glândulas do tamanho de uma uva que se situam junto ao útero e fazem parte do sistema endócrino.

Os estrogénios são igualmente produzidos pelas células adiposas e pela glândula suprarrenal. No início da puberdade, os estrogénios desempenham um papel no desenvolvimento das chamadas características sexuais secundárias femininas, como os seios, as ancas mais largas, os pêlos púbicos e os pêlos nas axilas.

O estrogénio também ajuda a regular o ciclo menstrual, controlando o crescimento do revestimento uterino na primeira parte do ciclo. Se o óvulo da mulher não for fertilizado, os níveis de estrogénio caem drasticamente e a menstruação começa. Se o óvulo for fertilizado, os estrogénios actuam em conjunto com a progesterona, outra hormona, para impedir a ovulação durante a gravidez.

Durante a gravidez, a placenta produz estrogénios, em particular a hormona estriol. Os estrogénios controlam a lactação e outras alterações nos seios, incluindo durante a puberdade e a gravidez.

Os estrogénios desempenham um papel fundamental na formação óssea e, juntamente com a vitamina D, o cálcio e outras hormonas, asseguram que os ossos são eficazmente decompostos e reconstruídos de acordo com os processos naturais do organismo. Quando os níveis de estrogénio diminuem na meia-idade, o processo de formação óssea abranda, pelo que as mulheres pós-menopáusicas acabam por degradar mais os ossos do que os constroem. Por este motivo, as mulheres pós-menopáusicas têm quatro vezes mais probabilidades de sofrer de osteoporose do que os homens, de acordo com a Cleveland Clinic.

Os estrogénios desempenham igualmente um papel na coagulação do sangue, na manutenção da firmeza e da espessura da parede vaginal e da mucosa uretral, na lubrificação vaginal e em várias outras funções corporais.

De acordo com a Johns Hopkins Medicine, tem até efeitos na pele, no cabelo, nas membranas mucosas e nos músculos pélvicos. Por exemplo, o estrogénio pode escurecer a pele. Alguns investigadores esperam utilizar esta informação para criar loções de bronzeamento artificial seguras, activando a resposta de escurecimento da pele do estrogénio sem desencadear outras alterações hormonais no corpo.

"Quando expomos os melanócitos ao estrogénio, eles respondem produzindo mais melanina, mas não têm um recetor de estrogénio clássico", diz o Dr. Todd Ridky, autor principal de um estudo de 2016 sobre estrogénio e cor da pele e professor assistente de dermatologia na Universidade da Pensilvânia.

A hormona também afecta o cérebro e os estudos mostram que os níveis cronicamente baixos de estrogénio estão associados a uma diminuição do humor, de acordo com a National Library of Medicine.

Os homens também produzem estrogénios, mas em menor quantidade do que as mulheres. Nos homens, o estrogénio é segregado pelas glândulas supra-renais e pelos testículos. Presume-se que os estrogénios prejudicam a contagem de espermatozóides nos homens.
Os homens com excesso de peso são mais propensos a ter uma baixa contagem de espermatozóides devido ao estrogénio porque têm mais tecido adiposo, o que pode desencadear a produção de estrogénio em excesso, de acordo com um artigo de 2010 publicado no Asian Journal of Andrology. (1)

O estrogénio é uma parte importante do ciclo menstrual feminino e a sua secreção depende de duas outras hormonas menstruais, a hormona luteinizante e a hormona folículo-estimulante. Quando os níveis de estrogénio são baixos (no início do ciclo menstrual), a hormona folículo-estimulante aumenta. Esta estimula os ovários a desenvolver um folículo, que acaba por produzir um óvulo. O folículo produz a hormona luteinizante. A combinação destas duas hormonas permite a libertação de estrogénios. Uma das funções dos estrogénios em relação à menstruação é engrossar o revestimento do útero. Isto ajuda a preparar o útero para receber um óvulo fertilizado se a mulher engravidar. Se a fertilização não ocorrer, os níveis de estrogénio baixam, provocando a descamação do revestimento uterino e o início da menstruação. (2)

Capítulo 2 Funções dos estrogénios

Os estrogénios estão presentes em quantidades consideráveis tanto nos homens como nas mulheres. Nas mulheres, estão presentes em quantidades significativamente mais elevadas após a menarca (início da menstruação durante a puberdade) até à menopausa (cessação da menstruação após atingir a idade reprodutiva).

A principal função dos estrogénios é o desenvolvimento das características sexuais secundárias femininas. Isto inclui os seios, o revestimento uterino, a regulação do ciclo menstrual, etc. Nos homens, os estrogénios contribuem para a maturação dos espermatozóides e para a manutenção de uma libido saudável.

Funções físicas:

O estrogénio é responsável pelo desenvolvimento do corpo feminino e das características sexuais secundárias. Contribui para o abrandamento do crescimento em altura das mulheres durante a puberdade, acelera a queima de gordura corporal e reduz a massa muscular.

Estimula igualmente o crescimento do revestimento interno do útero (endométrio) durante o ciclo menstrual, aumenta o crescimento do útero, melhora a lubrificação da vagina e engrossa a parede vaginal, dilatando os vasos sanguíneos da pele.

Efeitos em vários parâmetros bioquímicos:

Os estrogénios reduzem a reabsorção óssea e aumentam a formação óssea.

Favorecem a síntese proteica, aumentam a produção hepática de proteínas de ligação e de proteínas da coagulação (factores II, VII, IX, X, plasminogénio). Os estrogénios aumentam a força de adesão das plaquetas sanguíneas e reduzem a antitrombina III.

Os estrogénios aumentam o bom colesterol (HDL) e aumentam também os triglicéridos. Reduzem o LDL e favorecem a deposição de gorduras.

Nos fluidos e electrólitos, os estrogénios causam retenção de sal (sódio) e água. No trato gastrointestinal, reduzem a motilidade intestinal e aumentam o colesterol na bílis. Melhoram também a função pulmonar.

Efeitos sobre as hormonas:

Os estrogénios aumentam o cortisol e a globulina de ligação às hormonas sexuais. Os estrogénios aumentam a melanina e a feomelanina e reduzem a eumelanina.

Os estrogénios e o cancro:

Os estrogénios contribuem para o crescimento e a manutenção do cancro da mama sensível às hormonas.

O estrogénio e a libido:

O desejo sexual depende mais dos níveis de androgénio do que dos níveis de estrogénio.

O estrogénio e o desenvolvimento fetal:

O estrogénio contribui para que o feto se transforme num corpo masculino ou feminino, dependendo do seu código genético. Enquanto os androgénios, como a testosterona, levam a uma masculinização do feto, os estrogénios feminizam o feto. Os androgénios pré-natais actuam no comportamento e noutros tecidos através dos receptores de androgénios, com a possível exceção dos efeitos nos ossos.

O estrogénio e a saúde mental:

Pensa-se que o estrogénio desempenha um papel importante na saúde mental das mulheres. Uma queda súbita dos níveis de estrogénio no sangue e períodos com níveis persistentemente baixos de estrogénio estão correlacionados com uma deterioração significativa do humor.

Após o parto, pouco antes da menopausa e após a menopausa, níveis baixos de estrogénio podem favorecer a depressão.

O estrogénio e a pele:

Há muitos anos que se sabe que os estrogénios são importantes para a manutenção da pele humana. Melhoram o conteúdo e a qualidade do colagénio, aumentam a espessura da pele e melhoram o fornecimento de sangue à pele. Os estrogénios actuam através dos receptores de estrogénio na pele humana.

O número de receptores de estrogénio varia em diferentes partes do corpo. Os níveis mais elevados de receptores encontram-se na pele do rosto e na pele das coxas ou dos seios.

O estrogénio e as doenças cardíacas:

A deficiência de estrogénios aumenta o risco de doença cardíaca. A carência de estrogénios favorece a aterosclerose.

O estrogénio no homem:

Os homens também têm receptores de estrogénio e estrogénio até certo ponto, e os níveis no sangue masculino são mais elevados do que nas mulheres pós-menopáusicas. Foi demonstrado que o estradiol é responsável pelo início da espermatogénese ou pela formação e maturação dos espermatozóides nos homens. Apoia a resistência óssea, a maturação sexual e o metabolismo do colesterol. [(3)]

Capítulo 3 Tipos de estrogénios:

Existem três importantes estrogénios produzidos pelas mulheres: A estrona (E1), o estradiol (E2) e o estriol (E3). Nas mulheres em idade fértil, o estradiol é o tipo de estrogénio mais ativo e apresenta os níveis mais elevados. As hormonas predominantes mudam durante a gravidez, quando os níveis de estriol são mais elevados, e durante a menopausa, quando a estrona é o único estrogénio que continua a ser produzido.

Estrona (E1):

A estrona está presente em quantidades elevadas nas mulheres pós-menopáusicas. Por este motivo, e devido à sua associação com um risco acrescido de cancro, não é utilizada como parte da terapêutica de substituição com estrogénios. A toma de estradiol por via oral pode levar ao aumento dos níveis de estrona, uma vez que é metabolizado pelo fígado. Os níveis elevados de estrona no organismo são evitados por métodos não orais de administração de estradiol, como cremes e géis.

Estradiol (E2):

O tipo de estrogénio mais frequentemente prescrito para a TRH é o estradiol. É o tipo mais potente de estrogénio e o que predomina nas mulheres durante os seus anos reprodutivos. A reposição de estradiol imita a libertação desta importante hormona feminina pelos ovários. O estradiol tem o potencial de aliviar numerosos sintomas da menopausa, como afrontamentos, suores noturnos e desconforto vaginal. Foi também demonstrado que reduz o risco de osteoporose e de doença coronária.

Estriol (E3):

O estriol é por vezes considerado um estrogénio "mais fraco", mas pode ser um componente eficaz da TRH, especialmente quando utilizado topicamente para tratar os sintomas vaginais da menopausa. Embora o estriol seja utilizado na Europa há mais de 60 anos, ainda não se tornou popular nos Estados Unidos, em grande parte porque não pode ser patenteado. [4]

Estrona (E1):

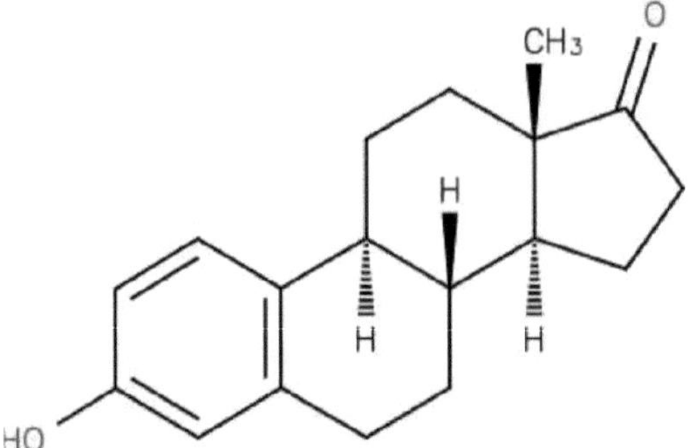

A estrona (E1), também conhecida como estrona, é um esteroide, um estrogénio fraco e uma hormona sexual feminina menor. É um dos três estrogénios endógenos mais importantes, sendo os outros o estradiol e o estriol. Tal como os outros estrogénios, a estrona é sintetizada a partir do colesterol e é segregada principalmente pelas gónadas, mas também pode ser formada a partir de androgénios supra-renais no tecido adiposo. Em comparação com o estradiol, tanto a estrona como o estriol têm uma atividade estrogénica muito mais fraca. [(4)]

A estrona, um dos mais importantes estrogénios dos mamíferos, é um esteroide C18 aromatizado com um grupo 3-hidroxilo e uma 17-cetona. É formada in vivo a partir da androstenediona ou da testosterona via estradiol. Forma-se principalmente nos ovários, na placenta e nos tecidos periféricos (especialmente no tecido adiposo) através da conversão da androstenediona. A estrona pode ser posteriormente metabolizada em 16--alfa-hidroxiestrona, que pode ser reduzida a estriol pela estradiol desidrogenase.

A estrona, um estrogénio esteroidal produzido sinteticamente ou de ocorrência natural derivado da urina de éguas prenhes, é o principal estrogénio circulante após a menopausa. A estrona é produzida naturalmente pela conversão periférica da androstenediona por uma enzima aromatase presente no tecido adiposo e é convertida em estradiol nos tecidos periféricos. A potência estrogénica da estrona é um terço da do estradiol. O estropipato é o sulfato de estrona estabilizado com piperazina. A estrona e o estropipato são utilizados no tratamento de anomalias associadas a perturbações das hormonas gonadotrofinas, sintomas vasomotores, vaginite atrófica e atrofia vulvar associadas à menopausa e na prevenção da osteoporose devida a deficiência de estrogénios.

Os estrogénios penetram nas células dos tecidos receptivos (por exemplo, órgãos femininos, seios, hipotálamo e glândula pituitária), onde interagem com os receptores de estrogénios. Os receptores de estrogénio ligados à hormona dimerizam-se, migram para o núcleo da célula e ligam-se aos elementos de resposta aos estrogénios (ERE) dos genes. A ligação aos ERE altera a taxa de transcrição dos genes afectados. Os estrogénios aumentam a síntese hepática da globulina de ligação às hormonas sexuais (SHBG), da globulina de ligação à tiroide (TBG) e de outras proteínas séricas e suprimem a libertação da hormona folículo-estimulante (FSH) da hipófise anterior. [(5)]

Estradiol (E2):

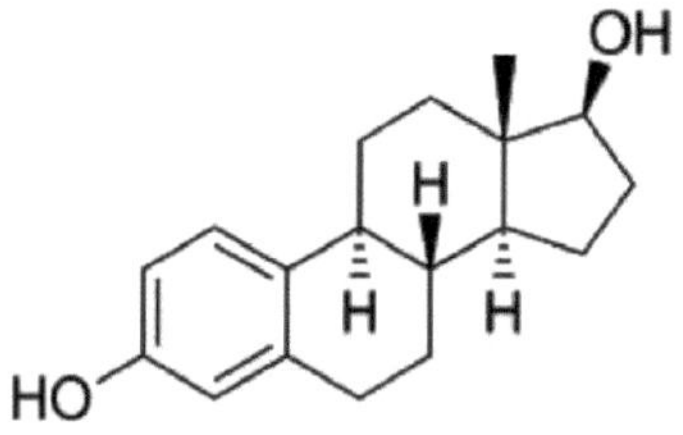

O estradiol (E2), também conhecido como estradiol, é um esteroide, um estrogénio e a hormona sexual feminina mais importante. Tem o nome do ciclo reprodutivo feminino e desempenha um papel importante na regulação do cio e do ciclo menstrual. O estradiol é essencial para o desenvolvimento e manutenção dos tecidos reprodutivos femininos, como os seios, o útero e a vagina, durante a puberdade, a idade adulta e a gravidez, mas também tem efeitos importantes em muitos outros tecidos, como os ossos, a gordura, a pele, o fígado e o cérebro. Embora os níveis de estrogénio sejam mais baixos nos homens do que nas mulheres, o estrogénio também tem funções importantes nos homens. Encontra-se na maioria dos vertebrados e crustáceos, insectos, peixes e outras espécies animais.

O estradiol é produzido principalmente nos folículos dos ovários femininos, mas também noutros tecidos endócrinos (ou seja, produtores de hormonas) e não endócrinos (por exemplo, tecido adiposo, fígado, glândulas supra-renais, mama e tecido nervoso). O estradiol é biossintetizado a partir do colesterol através de uma série de intermediários químicos. Uma das principais vias envolve a formação de androstenediona, que é convertida em estrona pela aromatase e depois em estradiol pela 17p-hidroxiesteróide desidrogenase. Em alternativa, a androstenediona também pode ser convertida em testosterona, um androgénio e a principal hormona sexual masculina, que por sua vez pode ser aromatizada em estradiol.

Função biológica:

Desenvolvimento sexual:

O desenvolvimento das características sexuais secundárias nas mulheres é controlado pelos estrogénios, mais especificamente pelo estradiol. Estas alterações são iniciadas durante a puberdade, na maioria dos casos intensificadas durante os anos reprodutivos e tornam-se menos pronunciadas após a menopausa, à medida que o fornecimento de estradiol diminui. Por exemplo, o estradiol provoca o desenvolvimento dos seios e é responsável por alterações na forma do corpo que afectam os ossos, as articulações e os depósitos de gordura.

Nas mulheres, o estradiol provoca o desenvolvimento dos seios, o alargamento das ancas, a distribuição da gordura feminina (com depósitos de gordura principalmente nos seios, ancas, coxas e nádegas) e a maturação da vagina e da vulva, enquanto em ambos os sexos medeia o surto de crescimento pubertário (indiretamente através do aumento da secreção da hormona do crescimento) e o encerramento das epífises (e, por conseguinte, a limitação da altura final).

Reprodução:

Sistema reprodutor feminino:

Nas mulheres, o estradiol actua como uma hormona de crescimento para o tecido dos órgãos reprodutores e apoia a mucosa vaginal, as glândulas cervicais, o revestimento uterino e a membrana mucosa das trompas de Falópio. Promove o crescimento do miométrio. O estradiol parece ser necessário para manter os óvulos no ovário. Durante o ciclo menstrual, o estradiol produzido pelos folículos em crescimento desencadeia os eventos hipotalâmico-hipofisários através de um sistema de feedback positivo, levando ao aumento da hormona luteinizante e desencadeando a ovulação. Na fase lútea, o estradiol, em combinação com a progesterona, prepara o revestimento uterino para a implantação. Durante a gravidez, o estradiol aumenta devido à produção de placenta. O efeito do estradiol, juntamente com a estrona e o estriol, durante a gravidez é menos claro. Podem promover o fluxo sanguíneo uterino e o crescimento endometrial, estimular o crescimento mamário e promover o amolecimento cervical e a expressão dos receptores de oxitocina no útero durante a gravidez.

Nos babuínos, o bloqueio da produção de estrogénios leva à perda da gravidez, o que sugere que o estradiol desempenha um papel na manutenção da gravidez. A investigação está a investigar o papel dos estrogénios na indução do parto. A ação do estradiol é necessária antes de a progesterona ter efeito na fase lútea.

Sistema reprodutor masculino:

O efeito do estradiol (e dos estrogénios em geral) na reprodução masculina é complexo. O estradiol é produzido por ação da aromatase principalmente nas células de Leydig do testículo dos mamíferos, mas também em algumas células germinativas e nas células de Sertoli dos mamíferos imaturos. Previne (in vitro) a apoptose dos espermatozóides masculinos. Embora alguns estudos no início da década de 1990 tenham afirmado que existia uma ligação entre o declínio mundial da contagem de espermatozóides e a exposição ambiental aos estrogénios, estudos posteriores não encontraram essa ligação nem provas de um declínio geral da contagem de espermatozóides. A supressão da produção de estradiol numa subpopulação de homens subférteis pode melhorar a análise do esperma.

Os homens com determinados cromossomas sexuais genéticos, como a síndrome de Klinefelter, têm níveis de estradiol mais elevados.

Sistema esquelético

O estradiol tem um efeito profundo nos ossos. As pessoas sem estradiol (ou outros estrogénios) tornam-se altas e eunucóides, uma vez que o fecho epifisário é retardado ou não ocorre de todo. A estrutura óssea também é afetada, levando a osteopenia e osteoporose precoces. As mulheres pós-menopáusicas também sofrem uma perda acelerada de massa óssea devido a uma deficiência relativa de estrogénios.

Saúde da pele

Tanto o recetor de estrogénio como o recetor de progesterona foram detectados na pele, incluindo em queratinócitos e fibroblastos.

Durante e após a menopausa, o declínio das hormonas sexuais femininas leva à atrofia, ao adelgaçamento e ao aumento das rugas da pele, bem como a uma diminuição da elasticidade, da firmeza e da resistência da pele.

Estas alterações cutâneas representam uma aceleração do envelhecimento da pele e resultam de uma diminuição do teor de colagénio, de irregularidades na morfologia das células epidérmicas da pele, de uma diminuição da substância triturada entre as fibras cutâneas e de uma redução da capilaridade e da circulação sanguínea.

A pele torna-se também mais seca durante a menopausa, o que se deve a uma diminuição da humidade cutânea e dos lípidos de superfície (produção de sebo). Juntamente com o envelhecimento cronológico e o fotoenvelhecimento, a carência de estrogénios durante a menopausa é um dos três principais factores com maior impacto no envelhecimento da pele.

Sistema nervoso

Os estrogénios podem ser formados no cérebro a partir de precursores de esteróides. Como antioxidantes, demonstraram ter uma função neuroprotectora.

O estradiol ovárico está envolvido nos ciclos de feedback positivo e negativo do ciclo menstrual como uma ligação ao sistema hipotálamo-hipófise, que regula as gonadotrofinas.

Pensa-se que os estrogénios desempenham um papel importante na saúde mental das mulheres, acreditando-se que existe uma ligação entre os níveis hormonais, o humor e o bem-estar. Uma queda súbita ou flutuação dos níveis de estrogénio ou longos períodos de níveis persistentemente baixos de estrogénio podem estar associados a uma queda significativa do humor. A recuperação clínica da depressão pós-parto, perimenopausa e pós-menopausa demonstrou ser eficaz quando os níveis de estrogénio são estabilizados e/ou restaurados.

Recentemente, verificou-se que os volumes das estruturas cerebrais sexualmente dimórficas em mulheres transexuais se alteram e se aproximam das estruturas cerebrais tipicamente femininas quando expostas à privação simultânea de estrogénios e androgénios durante um período de vários meses, sugerindo que os estrogénios e/ou androgénios desempenham um papel importante na diferenciação sexual do cérebro, tanto antes do nascimento como mais tarde na vida.

Há também provas de que a programação do comportamento sexual masculino adulto em muitos vertebrados depende em grande medida do estradiol, que é produzido durante a vida pré-natal e a primeira infância. Ainda não se sabe se este processo desempenha um papel significativo no comportamento sexual humano, embora os dados de outros mamíferos sugiram uma ligação.

Verificou-se que os estrogénios aumentam a secreção de oxitocina e a expressão do seu recetor, o recetor da oxitocina, no cérebro. Nas mulheres, uma dose única de estradiol demonstrou ser suficiente para aumentar as concentrações circulantes de oxitocina.

Cancros ginecológicos:

O estradiol está associado ao desenvolvimento e à progressão de cancros como o cancro da mama, do ovário e do endométrio. O estradiol actua no tecido-alvo principalmente através da interação com dois receptores nucleares, o recetor de estrogénio a (ERa) e o recetor de estrogénio p (ERP).

Uma das funções destes receptores de estrogénio é modular a expressão genética. Uma vez que o estradiol se liga aos ER, os complexos receptores ligam-se a sequências específicas de ADN, conduzindo potencialmente a danos no ADN e a um aumento da divisão celular e da replicação do ADN. As células eucarióticas respondem aos danos no ADN estimulando ou prejudicando as fases G1, S ou G2 do ciclo celular para iniciar a reparação do ADN. Isto resulta na transformação celular e na proliferação de células cancerígenas.

Outras funções:

O estradiol tem efeitos complexos no fígado. Influencia a produção de várias proteínas, incluindo lipoproteínas, proteínas de ligação e proteínas responsáveis pela coagulação do sangue. Em quantidades elevadas, o estradiol pode levar a colestase, por exemplo, colestase na gravidez.

Certas doenças ginecológicas dependem dos estrogénios, por exemplo, a endometriose, os leiomiomas uterinos e a hemorragia uterina.

Os estrogénios têm um efeito em determinados vasos sanguíneos. Foi demonstrada uma melhoria do fluxo sanguíneo arterial nas artérias coronárias.

Atividade biológica:

O estradiol actua principalmente como agonista do recetor de estrogénio (ER), um recetor nuclear de hormonas esteróides. Existem dois subtipos de ER, ERa e ERP, e o estradiol liga-se fortemente a estes dois receptores, activando-os. O resultado da ativação do ER é uma modulação da transcrição e expressão dos genes nas células que expressam o ER, que é o principal mecanismo pelo qual o estradiol medeia os seus efeitos biológicos no organismo. O estradiol também actua como agonista dos receptores de estrogénio de membrana (mERs), como o GPER (GPR30), um recetor não nuclear recentemente descoberto para o estradiol, através do qual pode mediar uma variedade de efeitos rápidos e não genómicos. Em contraste com o ER, o GPER parece ser seletivo para o estradiol e apresenta uma afinidade muito baixa para outros estrogénios endógenos, como a estrona e o estriol. Para além do GPER, outros mERs incluem o ER-X, o ERx e o Gq-mER.

No estado inativo, os ERa/ERp estão presos em complexos de chaperonas multimoleculares organizados em torno da proteína de choque térmico 90 (HSP90), que contém a proteína p23 e a imunofilina e está localizada predominantemente no citoplasma e parcialmente no núcleo. Na via clássica do E2 ou via clássica dos estrogénios, o estradiol entra no citoplasma onde interage com os ER. Após a ligação do E2, os ERs dissociam-se dos complexos de chaperonas moleculares e podem dimerizar-se, migrar para o núcleo e ligar-se a sequências de ADN específicas (elemento de resposta aos estrogénios, ERE), o que permite a transcrição de genes que pode demorar horas e dias.

O estradiol é cerca de 12 vezes mais potente que a estrona e 80 vezes mais potente que o estriol na sua atividade estrogénica. Isto faz com que o estradiol seja o estrogénio mais importante no organismo, embora o papel da estrona e do estriol como estrogénios não deva ser negligenciado.

Bioquímica:

Biossíntese:

O estradiol, tal como outros esteróides, também é obtido a partir do colesterol. Após a clivagem da cadeia lateral e através da via Д5 ou Д4, a androstenediona A4 é o produto intermediário mais importante. Parte da Д4-androstenediona é convertida em testosterona, que por sua vez é convertida em estradiol pela aromatase. Numa via alternativa, a androstenediona A4 é aromatizada em estrona, que é subsequentemente convertida em estradiol.

Durante o período reprodutivo, nas mulheres, a maior parte do estradiol é produzida pelas células da granulosa dos ovários através da aromatização da androstenediona A4 (produzida nas células foliculares da theca) em estrona, seguida da conversão da estrona em estradiol pela 17p-hidroxiesteróide desidrogenase. Quantidades menores de estradiol são também produzidas pelo córtex suprarrenal e, nos homens, pelos testículos.

O estradiol não é produzido apenas nas gónadas, mas em particular nas células adiposas, que continuam a produzir precursores activos de estradiol mesmo após a menopausa. O estradiol é igualmente produzido no cérebro e nas paredes das artérias.

A biossíntese de compostos semelhantes ao estradiol foi observada em leguminosas como o Phaseolus vulgaris e a soja.

Neste caso, são designados por fitoestrogénios. A sua ingestão pode, portanto, ter efeitos estrogénicos. Neste contexto, o seu consumo pode ser contraproducente para as pacientes em tratamento do cancro da mama, no qual os estrogénios são normalmente eliminados das células cancerígenas.

Distribuição:

No plasma, o estradiol encontra-se em grande parte ligado à SHBG e também à albumina. Apenas uma proporção de 2,21% (± 0,04%) está livre e biologicamente ativa, sendo que a percentagem permanece constante durante o ciclo menstrual.

Metabolismo:

A inativação do estradiol envolve a sua conversão em estrogénios menos activos, como a estrona e o estriol. O estriol é o metabolito mais importante na urina.

O estradiol é conjugado no fígado em conjugados de estrogénio, como o sulfato de estradiol e o glucuronido de estradiol, e excretado como tal através dos rins. Alguns dos conjugados solúveis em água são

é excretado através do ducto biliar e parcialmente reabsorvido do trato intestinal após hidrólise. Esta circulação entero-hepática ajuda a manter o nível de estradiol.

O estradiol é também metabolizado por hidroxilação em estrogénios catecol. No fígado, é metabolizado de forma não específica pelos CYP1A2, CYP3A4 e CYP2C9 através da 2-hidroxilação em 2-hidroxiestradiol e pelos CYP2C9, CYP2C19 e CYP2C8 através da 17p-hidroxi desidrogenação em estrona, estando também envolvidas várias outras enzimas do citocromo P450 (CYP) e transformações metabólicas.

O estradiol também é esterificado, em certa medida, em formas lipoides de estradiol, como o palmitato de estradiol e o estearato de estradiol; estes ésteres são armazenados no tecido adiposo e podem servir como um reservatório de estradiol muito duradouro.

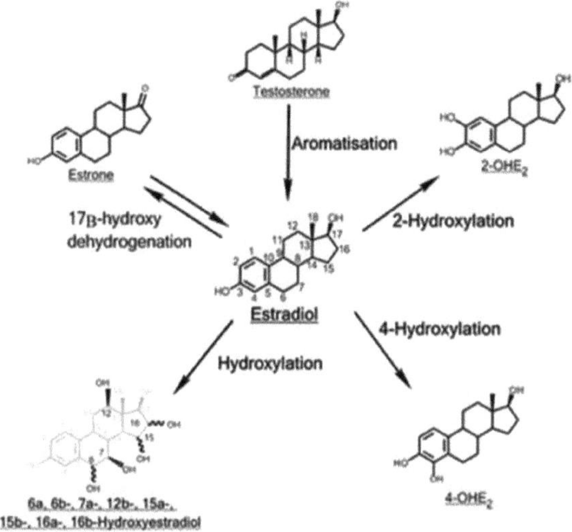

Níveis:

Os níveis de estradiol em mulheres na pré-menopausa variam muito ao longo do ciclo menstrual e os intervalos de referência variam muito de fonte para fonte.

Os níveis de estradiol são mínimos, variando entre 20 e 80 pg/ml durante a fase folicular inicial e intermédia (ou a primeira semana do ciclo menstrual, também conhecida como menstruação), de acordo com a maioria dos laboratórios. Os níveis de estradiol aumentam gradualmente durante este período e durante a fase folicular intermédia a tardia (ou a segunda semana do ciclo menstrual) até à fase pré-ovulatória. Na fase pré-ovulatória (um período de cerca de 24 a 48 horas), os níveis de estradiol aumentam brevemente e atingem as concentrações mais elevadas ao longo do ciclo menstrual.

Os níveis circulantes nesta altura situam-se normalmente entre 130 e 200 pg/ml, mas podem ser tão elevados como 300 a 400 pg/ml em algumas mulheres, e o limite superior do intervalo de referência de alguns laboratórios é ainda mais elevado (por exemplo, 750 pg/ml).

Após a ovulação (ou no meio do ciclo) e durante a segunda metade do ciclo menstrual ou fase lútea, os níveis de estradiol atingem um patamar e flutuam entre cerca de 100 e 150 pg/ml durante a fase lútea inicial e média, atingindo um mínimo de cerca de 40 pg/ml na fase lútea tardia ou alguns dias antes da menstruação. Os níveis médios integrados de estradiol durante um ciclo menstrual completo são indicados por várias fontes como 80, 120 e 150 pg/ml.

Embora existam relatórios contraditórios, um estudo encontrou níveis médios integrados de estradiol de 150 pg/ml em mulheres mais jovens, enquanto os níveis médios integrados em mulheres mais velhas se situavam entre 50 e 120 pg/ml.

Durante o período reprodutivo nas mulheres, os níveis de estradiol são ligeiramente superiores aos níveis de estrona, exceto na fase folicular inicial do ciclo menstrual; por conseguinte, o estradiol pode ser considerado o estrogénio predominante durante o período reprodutivo nas mulheres em termos de níveis séricos absolutos e de atividade estrogénica.

Durante a gravidez, o estriol torna-se o estrogénio circulante predominante, sendo esta a única altura em que a estrona está presente no organismo, ao passo que durante a menopausa, a estrona predomina (ambos com base nos níveis séricos).

O estradiol produzido pelos homens a partir da testosterona está presente em concentrações séricas que são aproximadamente comparáveis às das mulheres pós-menopáusicas (14-55 ou <35 pg/ml). Foi também referido que as concentrações de estradiol de um homem de 70 anos são cerca de 2 a 4 vezes superiores às de uma mulher de 70 anos.

Estriol (E3)

O estriol (E3), também conhecido como oestriol, é um esteroide, um estrogénio fraco e uma pequena hormona sexual feminina. É um dos três principais estrogénios endógenos, sendo os outros o estradiol e a estrona. Nas mulheres que não estão grávidas, os níveis de estriol são quase indetectáveis.

No entanto, durante a gravidez, o estriol é sintetizado em grandes quantidades pela placenta e é, de longe, o estrogénio mais produzido no organismo, embora os níveis circulantes de estriol sejam semelhantes aos de outros estrogénios devido a uma taxa metabólica e de excreção relativamente elevada. Em comparação com o estradiol, tanto o estriol como a estrona têm uma atividade estrogénica muito inferior. Embora menos utilizado do que outros estrogénios, o estriol está disponível para uso médico em todo o mundo numa variedade de formulações, incluindo administração oral e vaginal.

O estriol é um estrogénio, em particular um agonista dos receptores de estrogénio ERa e ERp. É um estrogénio muito menos potente do que o estradiol e, como tal, é um estrogénio relativamente fraco. De acordo com um estudo in vitro, a afinidade relativa de ligação (RBA) do estriol aos receptores humanos ERa e ERp foi de 11,3% e 17,6% da do estradiol, respetivamente, e a capacidade relativa de trans-ativação da estrona nos receptores ERa e ERp foi de 10,6% e 16,6% da do estradiol, respetivamente. Contudo, de acordo com outro estudo in vitro, a RBA do estriol para os receptores ERa e ERp foi de 14% e 21% da do estradiol, sugerindo que o estriol, ao contrário do estradiol e da estrona, pode ter uma afinidade preferencial para o ERp.

Embora o estriol seja um agonista eficaz do RE, foi referido que tem um efeito agonista-antagonista misto (parcialmente agonista) no RE; isoladamente, é fracamente estrogénico, mas na presença de estradiol é antiestrogénico. Em comparação com o estradiol, a potência estrogénica do estriol e da estrona é 80 e 12 vezes inferior à do estradiol, respetivamente.

É de salientar que a estrona, ao contrário do estriol, pode ser convertida em estradiol e que a maior parte da sua eficácia in vivo se deve efetivamente à conversão em estradiol.

O estriol actua não só como agonista dos ER nucleares, mas também, em concentrações elevadas, como antagonista do GPER, um recetor de estrogénios da membrana no qual, inversamente, o estradiol actua como agonista. O estradiol aumenta o crescimento das células cancerosas da mama activando o GPER (para além do ER), e verificou-se que o estriol inibe a proliferação induzida pelo estradiol nas células cancerosas da mama triplo-negativas bloqueando o GPER.

Bioquímica

Biossíntese:

Nas mulheres que não estão grávidas, o estriol é produzido apenas em quantidades muito reduzidas e as concentrações circulantes são, de facto, pouco detectáveis. Ao contrário do estradiol e da estrona, o estriol não é sintetizado nem segregado nos ovários, sendo produzido principalmente, se não exclusivamente, pela 16a-hidroxilação do estradiol e da estrona por enzimas do citocromo P450 (por exemplo, CYP3A4), principalmente no fígado. O estriol é rapidamente excretado da circulação em mulheres não grávidas, pelo que as concentrações circulantes são muito baixas, mas as concentrações de estriol na urina são relativamente elevadas.

Embora os níveis circulantes de estriol sejam muito baixos fora da gravidez, verificou-se que os níveis de estriol em mulheres parturientes são, até certo ponto, mais elevados do que em mulheres nulíparas.

Para mulheres grávidas:

O estriol é produzido em quantidades que só são notáveis durante a gravidez. As concentrações de estriol aumentam 1000 vezes durante a gravidez, enquanto as concentrações de estradiol e de estrona aumentam 100 vezes, e o estriol representa 90% dos estrogénios presentes na urina das mulheres grávidas. Na altura do parto, a concentração diária de

A produção de estriol pela placenta é de 35 a 45 mg, e os níveis na circulação materna são de 8 a 13 ng/dL.

A placenta produz pregnenolona e progesterona a partir do colesterol circulante. A pregnenolona é absorvida pelas glândulas supra-renais do feto e convertida em dehidroepiandrosterona (DHEA), que é depois sulfatada pela esteroide sulfotransferase em sulfato de dehidroepiandrosterona (DHEA-S).[O DHEA-S é hidroxilado em 16a-hidroxi-DHEA-S (16a-OH-DHEA-S) por uma elevada expressão e atividade do CYP3A7 no fígado fetal e, em menor grau, nas glândulas supra-renais fetais. O 16a-OH-DHEA-S é então absorvido pela placenta. Devido à elevada expressão da esteroide sulfatase na placenta, o 16a-OH-DHEA-S é rapidamente clivado em 16a-OH-DHEA. Subsequentemente, a 16a-OH-DHEA é convertida em 16a-hidroxiandrostenediona (16a-OH-A4) pela 3p-hidroxiesteróide desidrogenase tipo I (3P-HSD1), e a 16a-OH-A4 é convertida em 16a-hidroxiestrona (16a-OH-E1) pela aromatase, que é subsequentemente convertida em estriol pela 17p-hidroxiesteróide desidrogenase e depois excretada predominantemente na circulação materna. Cerca de 90 % dos precursores da formação do estriol têm origem no feto.

Durante a gravidez, 90 a 95% do estriol na circulação materna é conjugado sob a forma de glucuronido de estriol e sulfato de estriol, e as concentrações de estriol não conjugado são ligeiramente inferiores às do estradiol não conjugado e semelhantes às da estrona não conjugada. Assim, é provável que os tecidos-alvo sejam expostos a níveis semelhantes de estriol, estradiol e estrona livres durante a gravidez.

A estrona e o estradiol também se formam na placenta durante a gravidez. Contudo, no caso da estrona e do estradiol, a DHEA-S é absorvida pela placenta e clivada em desidroepiandrosterona (DHEA) pela sulfatase esteroide, a DHEA é convertida em androstenediona pela 3p-hidroxiesteróide desidrogenase tipo I e a androstenediona é aromatizada em estrona. Subsequentemente, a 17p-hidroxiesteróide desidrogenase placentária converte a estrona e o estradiol, e as duas hormonas são libertadas na circulação materna. A DHEA-S, que é absorvida pela placenta, é produzida principalmente pelas glândulas supra-renais do feto.

Distribuição:

O estriol está pouco ligado à globulina de ligação às hormonas sexuais (SHBG), com uma afinidade de ligação a esta proteína muito inferior à do estradiol, pelo que uma maior proporção está disponível para a atividade biológica.

Metabolismo e excreção:

Os principais metabolitos urinários do estriol exógeno administrado a babuínos por injeção intravenosa foram o estriol-16a-glucuronido (65,8%), o estriol-3-glucuronido (14,2%), o estriol-3-sulfato (13,4%) e o estriol-3-sulfato-16a-glucuronido (5,1%). O metabolismo e a excreção do estriol nestes animais foram muito semelhantes aos observados nos seres humanos.

Química:

O estriol, também conhecido como 16a-hidroxiestradiol ou estra-1,3,5(10)-trien-3,16a,17p-triol, é um esteroide estranho de ocorrência natural com ligações duplas entre C1 e C2, C3 e C4 e

C5 e C10 e grupos hidroxilo nas posições C3, C16a e C17P. O nome estriol e a abreviatura E3 foram derivados dos termos químicos estrina (estra-1,3,5(10)-trieno) e triol (três grupos hidroxilo).

História:

O estriol foi descoberto em 1930 e isolado e purificado a partir da urina de mulheres grávidas por Marrian e colegas. [7]

Capítulo 4 Causas da deficiência de estrogénios

O estrogénio é a hormona sexual que confere às mulheres as suas características sexuais, tais como ancas mais largas, seios maiores e gordura corporal extra. Os homens têm uma pequena quantidade de estrogénio, mas é muito maior nas mulheres. Quando os níveis de estrogénio de uma mulher baixam, isso pode causar desconforto. É útil compreender as razões dos baixos níveis de estrogénio, reconhecer os sintomas mais comuns e conhecer as opções de tratamento.

Tipos de causas comuns:

-Causas naturais - A causa natural mais importante dos baixos níveis de estrogénio é a menopausa. As mulheres na pré-menopausa também podem sofrer deste problema.

-causas induzidas, por exemplo, histerectomias e radioterapia

-Causas especiais: Por vezes, um nível baixo de estrogénios resulta de circunstâncias especiais, como anorexia, doenças genéticas, problemas de tiroide e gordura corporal insuficiente. [8]

O estrogénio é a hormona mais importante produzida nos ovários. Os ovários começam a produzir estrogénio em resposta a uma estimulação química da glândula pituitária. Os baixos níveis de estrogénio nas mulheres jovens podem ocorrer quando a capacidade dos ovários para produzir estrogénio é perturbada e quando a via de sinalização do cérebro para os ovários não funciona corretamente. Os baixos níveis de estrogénios podem afetar as características físicas, o comportamento e o potencial de fertilidade.

Movimento excessivo

Uma síndrome médica que afecta frequentemente as mulheres jovens é uma combinação de condições conhecidas como a tríade da atleta. A tríade do atleta consiste em distúrbios alimentares, perda óssea e problemas menstruais. O treino excessivo e os distúrbios alimentares que iniciam a espiral descendente conduzem a níveis baixos de estrogénio, de acordo com um artigo de 2000 publicado na revista American Family Physician. A competição para ser a melhor, para se enquadrar em classes de peso e para ter uma determinada aparência conduz a esta doença desportiva. O artigo de 2000 afirma que certos desportos aumentam o risco de as jovens desenvolverem a tríade porque incutem crenças restritivas e idealistas. Estes desportos incluem a ginástica, a patinagem artística e o ballet, a corrida de longa distância, o mergulho e a natação.

Restrição calórica e de gorduras

Os estrogénios são hormonas. O colesterol, um tipo de gordura da dieta, forma a espinha dorsal de todas as hormonas do corpo. Restringir severamente a quantidade de gordura na alimentação, especialmente durante os anos da menarca ou do início da menstruação, pode ter efeitos devastadores na produção de estrogénios e no início da menstruação, de acordo com a Aetna Intel Health Disease Database. Quando os níveis de gordura corporal são inferiores a 22% ou não atingem o nível que desencadeia a comunicação do hipotálamo e da hipófise com os ovários, estes não começam a produzir estrogénio ou param abruptamente. Os baixos níveis de estrogénios circulantes interrompem o ciclo menstrual normal em mulheres com um ciclo ativo e podem impedir o início do primeiro período menstrual em mulheres mais jovens, pré-adolescentes ou adolescentes.

Genética e toxinas

Pode haver razões genéticas para que os ovários de uma mulher produzam muito pouco estrogénio. Uma doença genética conhecida como síndrome de Turner, em que os ovários não se desenvolvem normalmente, pode levar a baixos níveis de estrogénio, resultando num atraso da menstruação. Nesta doença hereditária, os genes alterados determinam as características sexuais internas e externas. [9]

Capítulo 5 Sintomas da deficiência de estrogénios

O estrogénio é uma hormona. Embora só ocorra em pequenas quantidades no corpo, as hormonas desempenham um papel importante na manutenção da saúde.

O estrogénio é normalmente associado ao corpo feminino. Os homens também produzem estrogénio, mas as mulheres produzem-no em quantidades mais elevadas.

A hormona estrogénio:

• é responsável pelo desenvolvimento sexual das raparigas durante a puberdade

• controla o crescimento do revestimento uterino durante o ciclo menstrual e no início da gravidez

• provoca alterações mamárias em adolescentes e mulheres grávidas

• está envolvido no metabolismo dos ossos e do colesterol

• regula a ingestão de alimentos, o peso corporal, o metabolismo da glucose e a sensibilidade à insulina.

Sintomas de deficiência de estrogénio

As raparigas que ainda não atingiram a puberdade e as mulheres que se aproximam da menopausa são as mais susceptíveis de serem afectadas pela deficiência de estrogénios. No entanto, as mulheres de todas as idades também podem desenvolver deficiência de estrogénios.

Os sintomas comuns da deficiência de estrogénio são

• Sexo doloroso devido à falta de lubrificação vaginal

-um aumento das infecções do trato urinário (ITU) devido a um estreitamento da uretra

-Períodos irregulares ou ausentes

-Variações de humor

-Flashes

-Ternura dos seios

-Dores de cabeça ou intensificação de uma enxaqueca existente

-Depressão

-Dificuldades de concentração

-Fadiga

Pode também notar que os seus ossos se partem ou fracturam mais facilmente. Isto pode dever-se a uma diminuição da densidade óssea. O estrogénio, em combinação com o cálcio, a vitamina D e outros minerais, garante ossos fortes. Se os seus níveis de estrogénio forem baixos, a sua densidade óssea pode diminuir.

Se a deficiência de estrogénios não for tratada, pode levar à infertilidade nas mulheres. (10)

Os sinais e sintomas da deficiência de estrogénio podem variar de mulher para mulher e dependem do nível de estrogénio que desce.

Os sinais e sintomas que indicam uma falta de estrogénios incluem perturbações do sono que podem levar a um cansaço diurno extremo, a uma incapacidade de se concentrar nas tarefas e à sensação de que "não se sente bem". Estas perturbações do sono podem resultar de uma combinação de palpitações, afrontamentos, suores noturnos e arrepios. Pode notar que está a ganhar peso - especialmente água - enquanto os seus olhos, pele e vagina ficam mais secos. Pode começar a sentir dores nas articulações e dores de cabeça. Pode ser mais propensa a fracturas, uma vez que o cálcio é removido dos seus ossos e estes tornam-se mais frágeis. O seu desejo sexual pode diminuir à medida que os seus níveis de estrogénio baixam. Poderá ter mais infecções vaginais e da bexiga. Qualquer combinação destes sinais e sintomas de níveis baixos de estrogénio pode levar a uma depressão grave.

As causas da deficiência de estrogénio podem ser tão variadas como os sinais e sintomas. Nas mulheres mais velhas que se aproximam da menopausa, é frequente uma descida dos níveis de estrogénios que acaba por levar à cessação da menstruação. Nas mulheres mais jovens, os baixos níveis de estrogénio podem ser devidos a vários problemas físicos ou comportamentais, incluindo

Diminuição da função dos ovários;

Quistos nos ovários;

Problemas de gravidez que conduzem a abortos espontâneos;

O parto e a amamentação;

Redução da função da glândula pituitária;

Distúrbios alimentares e dietas que levam a uma baixa percentagem de gordura corporal;

Certos medicamentos para a fertilidade;

O exercício excessivo leva a uma baixa gordura corporal. [11]

Capítulo 6 Os estrogénios e o metabolismo dos lípidos

A boa notícia é que continua a ter mais estrogénio do que um homem, e isso pode funcionar a seu favor. Num estudo realizado em 1990 por Tamopolsky et.al. com atletas masculinos e femininos de igual força, verificou-se que as mulheres ganham mais combustível a partir da gordura durante o exercício, poupando o glicogénio muscular, em comparação com os seus homólogos masculinos. Os investigadores concluíram que níveis mais elevados de estrogénio nas mulheres promoviam uma maior utilização da gordura como combustível. Assim, embora a falta de estrogénio possa promover o armazenamento de gordura, o exercício de intensidade moderada a elevada pode compensar queimando gordura. Além disso, o exercício constrói músculo, o que aumenta o metabolismo para queimar mais calorias ao longo do dia.

Influência da dieta no estrogénio e no armazenamento de gordura

Como o cérebro está predisposto a acumular gordura durante a menopausa, a alimentação desempenha um papel importante na prevenção deste processo. Os alimentos processados, os produtos químicos e os pesticidas, os produtos animais carregados de hormonas e os derivados de plástico dos alimentos embalados e da água engarrafada podem promover a acumulação de gordura. Por outro lado, certos compostos vegetais, conhecidos como flavonóides e indóis, podem regular a produção de estrogénios e a acumulação de gordura. A cebola, o alho e os vegetais crucíferos, como a couve, os brócolos e a couve-flor, contêm muitos compostos inibidores dos estrogénios. O mesmo se aplica ao chá verde, ao chocolate preto, aos produtos apícolas, aos citrinos e aos ácidos gordos ómega 3 presentes nas sementes de linhaça e no salmão.

Terapia de substituição hormonal e aumento de peso

As mulheres na menopausa que fazem terapia de substituição hormonal (TRH) tendem a ganhar menos peso do que as mulheres que não fazem TRH. Uma explicação para este facto é que, devido aos elevados níveis de estrogénio durante a terapia de substituição hormonal, o corpo não sente a necessidade de armazenar gordura adicional como reserva de estrogénio. O outro lado da moeda é que a terapia de substituição hormonal está associada a um maior risco de cancro da mama, mas apenas em determinados grupos de mulheres. Além disso, as mulheres que fazem terapia de substituição hormonal tendem a armazenar mais gordura nas ancas e nas coxas.

Alternativas naturais à TRH

Se não quiser expor-se aos riscos da terapia de substituição hormonal, a alternativa é alterar o seu estilo de vida para minimizar os depósitos de gordura indesejáveis e ganhar massa muscular magra. Em termos de dieta, isto significa evitar alimentos processados, gorduras saturadas e frutas, vegetais e produtos animais carregados de químicos. Uma dieta consistente de alimentos integrais, naturais e biológicos ajudará a travar o aumento de peso, especialmente quando combinada com exercício físico regular e vigoroso que constrói músculo e queima gordura. [(12)]

Capítulo 7 Os estrogénios e as doenças cardiovasculares

Os cientistas ainda estão a investigar os efeitos do estrogénio no corpo. Os estudos demonstraram que o estrogénio afecta quase todos os tecidos ou sistemas de órgãos, incluindo o coração e os vasos sanguíneos. Os efeitos conhecidos dos estrogénios no sistema cardiovascular incluem uma mistura de efeitos positivos e negativos:

-aumenta o colesterol HDL (o colesterol bom)

Reduz o colesterol LDL (o mau)

-Promove a formação de coágulos sanguíneos e provoca também algumas alterações que têm o efeito contrário.-Relaxa, suaviza e dilata os vasos sanguíneos para que o fluxo sanguíneo aumenteAbsorve os radicais livres, partículas que ocorrem naturalmente no sangue e que podem danificar as artérias, e é provável que o estrogénio afecte o sistema cardiovascular de outras formas, ainda por descobrir. Novas investigações estão a fornecer aos cientistas e médicos cada vez mais informações - e a levantar mais questões sobre esta hormona importante e controversa.Ao longo dos anos, tem havido cada vez mais provas de que o estrogénio também pode proteger as mulheres contra as doenças cardíacas. Uma vez que as doenças cardíacas são a principal causa de morte nas mulheres com mais de 65 anos, esta é uma questão importante. As mulheres adoecem 10 anos mais tarde do que os homens, mas aos 65 anos o seu risco é o mesmo que o dos homens.A sabedoria convencional era que a queda dos níveis de estrogénio associada à menopausa era responsável por este salto no risco de doença cardíaca nas mulheres. Quando os níveis de estrogénio baixam, os níveis de colesterol LDL (o tipo nocivo) aumentam e os níveis de colesterol HDL (o tipo benéfico) baixam, levando a depósitos de gordura e colesterol nas artérias que contribuem para ataques cardíacos e acidentes vasculares cerebrais. Era lógico que a substituição dos estrogénios pela TRH poderia melhorar a saúde do coração. Este raciocínio contribuiu para um enorme aumento do número de mulheres a quem foram prescritos estrogénios.

Repensar velhas ideias

Estudos recentes sobre a utilização a longo prazo da TRH estão a mudar esta mentalidade. Com dados científicos que potencialmente ligam a TRH a um maior risco de ataque cardíaco, AVC e outros problemas de saúde graves, muitas mulheres estão a reconsiderar a TRH.

O entusiasmo pelo estrogénio começou no final dos anos 90, quando um relatório do Heart and EstrogenProgestin Replacement Study (HERS) foi publicado no Journal of the American Medical Association (JAMA). Este estudo de mais de 2700 mulheres com doença coronária existente foi concebido para investigar se o estrogénio e a progestina poderiam prevenir um segundo ataque cardíaco.

Durante o primeiro ano de TRH, as mulheres do estudo registaram um aumento de 50% nos ataques cardíacos e acidentes vasculares cerebrais. No entanto, após dois anos de tratamento, as mulheres que tomavam TRH tinham, de facto, menos doenças cardíacas e menos ataques cardíacos e acidentes vasculares cerebrais em comparação com as mulheres que não tomavam TRH.

O estudo deixou muitas perguntas sem resposta e levou os investigadores a reexaminar as mesmas mulheres. Publicaram os seus resultados em 2002 e, desta vez, após quase mais três anos de acompanhamento, os investigadores concluíram que a TRH não reduzia permanentemente o risco de doenças cardíacas ou ataques cardíacos/derrames e aumentava o risco de coágulos sanguíneos.

As provas acumulam-se

Entretanto, um estudo ainda maior, o Women's Health Initiative (WHI), levantou mais questões sobre os potenciais riscos da TRH. O estudo WHI, que envolveu mais de 160.000 mulheres, é o maior ensaio clínico do mundo sobre intervenções de saúde para mulheres na meia-idade. Está a investigar os efeitos da TRH, das alterações alimentares e dos suplementos de cálcio e vitamina D sobre as doenças cardíacas, as fracturas osteoporóticas e o risco de cancro da mama e do intestino.Em 2002, os cientistas do National Institutes of Health (NIH) National Heart, Lung and Blood Institute interromperam a parte do estudo WHI em que as mulheres tomavam uma combinação de estrogénio e progestagénio. Os primeiros dados deste grupo de mulheres mostraram que a TRH aumentava significativamente o risco de cancro da mama, ataque cardíaco, acidente vascular cerebral e coágulos sanguíneos nas pernas e nos pulmões.Em 2004, os NIH concluíram o estudo sobre estrogénios, no qual mulheres submetidas a histerectomia tomaram estrogénios. Os dados mostraram que os estrogénios aumentavam o risco de coágulos sanguíneos e acidentes vasculares cerebrais e não reduziam o risco de ataque cardíaco. (O efeito dos estrogénios no risco de cancro da mama não era claro).

Uma alteração das recomendações

Estes estudos foram os primeiros ensaios em grande escala a investigar a causa e o efeito das doenças cardíacas e da TRH. A terapia de substituição hormonal oferece alguns benefícios, como a prevenção da osteoporose e a redução do risco de cancro do intestino. Mas os dados destes estudos sobre os riscos para o coração eram muito convincentes. Consequentemente, a American Heart Association e a Food and Drug Administration dos EUA desenvolveram novas directrizes para a utilização da TRH:

1. A TRH não deve ser utilizada para prevenir ataques cardíacos ou acidentes vasculares cerebrais.

2. A utilização da TRH para outros problemas, como a prevenção da osteoporose, deve ser cuidadosamente considerada e os riscos devem ser ponderados em relação aos benefícios. As mulheres que já sofrem de doença coronária devem considerar outras opções.

3. A TRH pode ser utilizada a curto prazo para tratar os sintomas da menopausa.

4. A utilização a longo prazo não é recomendada, uma vez que o risco de ataque cardíaco, acidente vascular cerebral e cancro da mama aumenta com o tempo de utilização da TRH. [(13)]

Capítulo 8 A relação entre a deficiência de estrogénios e a deficiência de vitamina D

A vitamina D é uma vitamina lipossolúvel de que o corpo humano necessita para a mineralização óssea, o crescimento celular e a função imunitária. A vitamina D também tem um efeito anti-inflamatório. Este composto encontra-se em alguns alimentos e está disponível como suplemento alimentar. A luz solar contém a vitamina e os seres humanos podem absorvê-la através da simples exposição à luz solar. Após a ingestão, a vitamina D é submetida a vários processos de conversão antes de o organismo a poder utilizar. Estes processos têm lugar no fígado e nos rins. A falta de vitamina D está associada a várias doenças, como o raquitismo nas crianças e a osteoporose nos idosos. Além disso, a investigação centrou-se intensamente na vitamina D e nas hormonas, nomeadamente os estrogénios.

A vitamina D e as hormonas

A vitamina D está a ser estudada tanto em seres humanos como em primatas não humanos para compreender melhor a relação entre esta substância e as hormonas. Num artigo de revisão publicado na revista "Steroids" por investigadores da Universidade da Califórnia em Los Angeles, os cientistas discutem como a falta de vitamina D pode estar ligada a locais de ligação de proteínas a nível celular. Através de uma análise científica complexa, o artigo revela que existem proteínas específicas determinadas pelo ADN que controlam a capacidade do organismo para utilizar e processar a vitamina D e os estrogénios. Isto sugere que as pessoas com resistência à vitamina D também correm o risco de ter baixos níveis de estrogénio.

Vitamina D, estrogénios e cancro

O cancro da próstata é uma das causas mais comuns de morte nos homens. A doença é causada por um desequilíbrio de certas hormonas, como o estrogénio. Em 2011, investigadores húngaros investigaram especificamente o papel das proteínas responsáveis pelo apoio à utilização pelo organismo da vitamina D, dos estrogénios e do cálcio em doentes com cancro da próstata. O seu estudo, publicado no "Canadian Journal of Urology", mostrou que as pessoas com receptores de ligação a proteínas geneticamente danificadas para o estrogénio e a vitamina D têm mais probabilidades de desenvolver cancro da próstata.

Cancro da mama e vitamina D

Em 2011, investigadores do Roswell Park Cancer Institute, em Nova Iorque, publicaram os resultados de um estudo de cinco anos em que analisaram os níveis de vitamina D e de estrogénios de mulheres com cancro da mama na fase pré-tratamento. Verificaram que as mulheres que ainda não tinham entrado na menopausa apresentavam níveis significativamente baixos de vitamina D e que havia uma ligação com a disfunção dos receptores de estrogénio. O estudo sugere que existe uma forte ligação entre a carência de vitamina D, os receptores de estrogénio negativos e o cancro da mama. Sugerem que novas investigações poderiam levar a que os suplementos de vitamina D fizessem parte de um regime de pré-tratamento.

A genética e a relação entre a vitamina D e os estrogénios

A investigação, particularmente na área do tratamento e prevenção do cancro, tem analisado de perto a relação entre a vitamina D e o estrogénio. Parece que a maior parte dos trabalhos apoia a ideia de que os locais receptores geneticamente determinados para o estrogénio e a vitamina D trabalham em conjunto para garantir que o organismo é capaz de absorver e processar os minerais e as hormonas de que necessita para uma saúde óptima. Embora a investigação tenha estabelecido uma ligação entre estes dois compostos, são necessários mais trabalhos para demonstrar a extensão e o impacto desta relação. [(14)]

Capítulo 9 Estrogénios e electrólitos

O volume de fluidos e a concentração de electrólitos do corpo são mantidos em níveis óptimos por mecanismos comportamentais e fisiológicos complexos integrados e coordenados pelo sistema nervoso central. A partir de estudos iniciais sobre os efeitos dos estrogénios na ingestão de sal e água na década de 1970 e de estudos posteriores sobre o papel dos estrogénios na função cardiovascular e neuroendócrina, tornou-se cada vez mais claro que o volume de fluidos e a regulação osmótica do organismo são influenciados pelos estrogénios. No início da década de 1990, foram identificados receptores de estrogénio em todo o sistema nervoso central, incluindo em órgãos circunventriculares que detectam sinais humorais relacionados com desafios de fluidos corporais, e em núcleos hipotalâmicos e rombencéfalos envolvidos em respostas comportamentais, neuroendócrinas e cardiovasculares a desafios de fluidos corporais. De um modo geral, as provas acumuladas ao longo de mais de 40 anos sugerem que os efeitos centrais dos estrogénios influenciam a regulação dos fluidos corporais e, em particular, as respostas compensatórias a perturbações do equilíbrio osmótico ou do volume de duas formas interrelacionadas. Os estrogénios alteram o reconhecimento de sinais pelo sistema nervoso central e actuam simultaneamente nas vias centrais para alterar os sistemas de neurotransmissores que medeiam respostas específicas a desafios osmóticos ou de volume. [(15)]

O estrogénio é o segundo fator que é frequentemente considerado. Os utilizadores de esteróides e pró-hormonas, em particular, são frequentemente afectados por um grave mal-entendido sobre o estrogénio e os seus efeitos na obesidade. A maioria está convencida de que o estrogénio aumenta o ganho de gordura ou atrasa a perda de gordura, quando é exatamente o contrário. O estrogénio, e em particular o estradiol (E2), é provavelmente um agente de perda de gordura mais eficaz do que a testosterona. Embora, tal como a testosterona, possa ter certos efeitos anti-lipolíticos ao aumentar os adrenoreceptores a2 em padrões femininos específicos (é mais difícil perder gordura nas coxas e no rabo).

Em primeiro lugar, o estradiol, tal como a testosterona, reduz a LPL, de modo que a absorção de ácidos gordos pelas células adiposas é reduzida. Para além disso, os seus efeitos podem ser divididos em três categorias. O seu efeito sobre os fenómenos relacionados com a insulina, o seu efeito sobre a hormona do crescimento e o seu efeito sobre a redução do apetite.

O estradiol pode provocar a perda de peso, embora tenha um efeito mínimo sobre a própria insulina, o que não significa que não altere a resposta do organismo à insulina. O estradiol reduz o número de receptores de insulina e, em doses muito elevadas, reduz mesmo a sensibilidade real à insulina. Fá-lo de várias formas, nomeadamente reduzindo o recrutamento e a translocação de GLUT4 nas células adiposas, o que leva a uma menor absorção de glucose nas células adiposas.

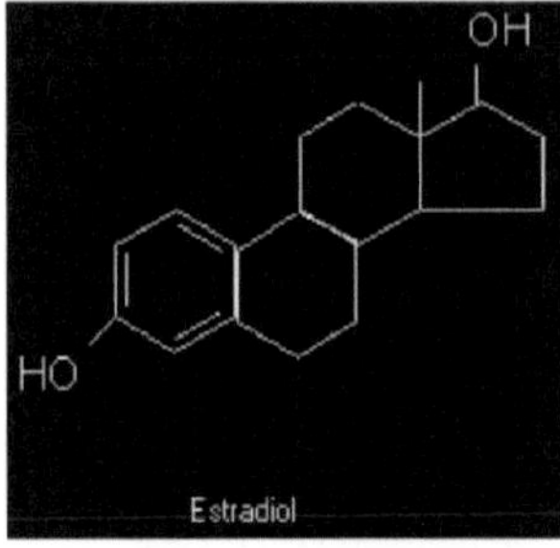

Estradiol

Isto leva a um balanço energético negativo e a uma maior ativação da lipólise, exatamente onde a queremos, no tecido adiposo. O efeito do estradiol na insulina é bastante agudo e é claramente demonstrado pelo facto de a modulação a curto prazo reduzir drasticamente o aparecimento (libertação) e o desaparecimento (captação) de glicose, indicando um sistema de transporte de glicose perturbado.

A segunda forma pela qual o estradiol pode promover a perda de gordura é através do seu efeito na hormona do crescimento. Ao contrário da testosterona, que estimula o eixo GH/IGF-1, o efeito do estrogénio pode, na verdade, ser o de reduzir o IGF-1 sistémico (derivado do fígado), o que reduz a inibição da hormona do crescimento.

Isto reduz, obviamente, a capacidade anabólica do corpo (razão pela qual não utilizamos estrogénio para construir músculo), mas aumenta a capacidade de queima de gordura, uma vez que o IGF-1 é reduzido em todo o corpo, levando a uma redução dos marcadores adipogénicos (uma vez que o IGF-1 e a insulina activam as mesmas cascatas) e a um aumento simultâneo da hormona do crescimento, levando a uma redução adicional da LPL e a uma regulação positiva dos receptores beta. O estradiol pode mesmo reduzir o IGF-1 e aumentar o IGFBP-3.

Esta poderia ser a razão pela qual o estradiol não tem um efeito promotor do crescimento, uma vez que se diz que o IGFBP-3 não ligado, que é o principal transportador de IGF-1 na corrente sanguínea em circunstâncias normais, tem propriedades inibidoras do crescimento. Actua como agente pró-apoptótico e ativa as cisteíno-proteases, à semelhança do cortisol ou do TNF-alfa.

Isto significa que, desde que vejamos um aumento no estradiol em conjunto com um aumento igual ou maior na testosterona, colhemos efeitos positivos tanto na perda de gordura como na manutenção muscular, uma vez que a testosterona aumenta o IGF-1, enquanto o estradiol prolonga a meia-vida e a ação da hormona ao aumentar a IGFBP-3 e a densidade do recetor IGF1. No entanto, sem o aumento da testosterona, pode aumentar a perda muscular (e possivelmente aumentar ainda mais a perda de gordura ao promover a apoptose das células adiposas).

Uma terceira forma pela qual o estradiol contribui para a perda de gordura é reduzindo o apetite. Reduz a sensação de fome modulando a hormona concentradora de melanina. Já discutimos uma ou duas vezes o papel dos péptidos orexigénicos (indutores de fome), em particular o NPY.

É evidente que o NPY não é o único péptido envolvido. Por exemplo, o péptido relacionado com a cutia também está envolvido, tal como a hormona concentradora de melanina (MCH). Quando a ingestão de energia é restringida, os níveis de MCH disparam, levando a um aumento da sensação de fome. O estradiol foi capaz de suprimir completamente este aumento dos níveis de MCH, tornando-o um inibidor de apetite muito eficaz em dietas hipocalóricas.

Por fim, o estradiol aumenta a libertação de ácido araquidónico e a ação da ciclo-oxigenase em determinados tipos de células. Isto leva a um aumento rápido e eficaz de várias prostaglandinas, incluindo PGF2 e PGI2, que estão associadas a uma redução dos níveis de gordura corporal. Como estes efeitos podem ser muito diferentes em diferentes tipos de células, não se deve assumir automaticamente que estes processos ocorrem efetivamente ou que contribuem necessariamente para a perda de gordura.

O estradiol pode igualmente prevenir a perda de massa muscular, mais uma vez apenas na presença de testosterona, bloqueando os receptores de glucocorticóides de baixa afinidade e protegendo assim contra os efeitos do cortisol. Contudo, a testosterona ou outro bloqueador dos receptores de alta afinidade tem de estar presente, caso contrário, o bloqueio dos receptores de baixa afinidade não produziria resultados muito bons.

Por fim, é de notar que os efeitos do estradiol, tal como os da testosterona, não são uniformemente positivos. Foi demonstrado que potencia o PPAR-gama, pelo que a modulação dos níveis de testosterona/estradiol deve ser efectuada na presença de um bloqueador do PPAR-gama para maximizar os efeitos na perda de gordura. Por fim, os produtos que aumentam os estrogénios são frequentemente omitidos das dietas pela simples razão de que o estradiol aumenta a aldosterona, uma hormona que aumenta a retenção de sódio e, consequentemente, a retenção de água.

O excesso de estrogénios conduz frequentemente à retenção de água e a um aspeto inchado. Embora isto não afecte minimamente a perda de gordura e possa ser remediado em apenas 1 ou 2 dias, torna difícil para a pessoa que está a fazer dieta avaliar com precisão o seu progresso. [16]

Capítulo 10 Os estrogénios e a autofagia

A terapia antiestrogénica é habitualmente utilizada para tratar o cancro da mama com recetor de estrogénio (RE) positivo, mas a resistência adquirida ou recentemente desenvolvida limita o seu potencial curativo global. Uma via de stress do retículo endoplasmático, a resposta às proteínas desdobradas, e a autofagia estão ambas envolvidas no desenvolvimento da resistência à terapia antiestrogénica no cancro da mama positivo para o recetor de estrogénio A (ER). Por conseguinte, investigámos recentemente a forma como o ERa pode regular a autofagia e a resposta a proteínas desdobradas (Cook et al., FASEBJ, 2014). Conseguimos mostrar que a inibição da sinalização ERa estimula a formação e o fluxo de autofagossomas. Além disso, mostrámos que o silenciamento de ERa inibe os componentes de sinalização da resposta a proteínas desdobradas (UPR). Aqui, apoiamos e alargamos este relatório recente com dados adicionais sobre a localização de ERa e fornecemos um esquema da sinalização global com a qual os nossos resultados se relacionam. A ativação diferencial da UPR e da autofagia sublinha o papel central do ERa na regulação da sinalização pró-sobrevivência no cancro da mama através da UPR e da autofagia. Para além disso, estes dados sugerem novas abordagens para atingir com sucesso o ERa e evitar a regulação da sinalização pró-sobrevivência chave que confere resistência às terapias endócrinas.[(17)]

O Glut9 é altamente expresso nos túbulos proximais do rim humano e desempenha um papel crucial na regulação dos níveis de ureia no plasma. Os efeitos do gene foram mais fortes nas mulheres. Os nossos resultados mostram que o 17-p-estradiol (E2) regula negativamente a expressão da proteína Glut9 na linha de células epiteliais tubulares renais humanas (HK2) através do ER (recetor de estrogénio) p. Curiosamente, o E2 não tem qualquer efeito na expressão do ARNm do Glut9. O ERp está ligado ao PTEN, o gene PTEN regula negativamente a via PI3K/AKT, e a inibição da via PI3K/AKT pode levar à autofagia. Outros estudos indicam que o ERp pode influenciar a expressão de Glut9 através da autofagia. [(18)]

O cancro da mama é uma doença heterogénea e aproximadamente 70% dos cancros da mama recentemente diagnosticados são receptores de estrogénio (ER) positivos. Dos dois tipos de ER, a e p, o ERa é o único ER que é detetável por imunohistoquímica em biópsias de cancro da mama e é o subtipo predominante expresso no tecido tumoral da mama. Os tumores ER-positivos são atualmente tratados com terapia anti-hormonal para inibir a sinalização ER. Sabe-se que as células do cancro da mama podem desenvolver resistência endócrina e resistência à terapia anti-hormonal, que pode ser promovida pela via de sinalização da autofagia, mas até agora não foi descrito um perfil detalhado da expressão da autofagia nas células cancerosas ER-positivas. No presente estudo, caracterizámos linhas celulares tumorais que expressam ectopicamente ERa ou ERp, bem como a linha celular MCF-7 derivada do cancro da mama que expressa endogenamente ERa mas é ERp negativa. Conseguimos demonstrar que as células que expressam ERa apresentam uma maior atividade autofágica do que as células que expressam ERp e as células sem expressão de ER. [1]Além disso, descrevemos uma "pegada de autofagia" específica de ERa para a expressão de genes relacionados com a autofagia que é fundamentalmente diferente das células tumorais que expressam ERp ou que não têm expressão de ER. Esta nova via de autofagia não canónica mediada por ERa e independente do elemento de resposta aos estrogénios (ERE), que envolve a função da co-chaperona Bcl2-associated athanogen 3 (BAG3), é independente das redes clássicas de sinalização do alvo mamífero da rapamicina (mTOR) e da fosfatidilinositol 3-quinase (PI3K) e proporciona resistência ao stress nos nossos sistemas modelo. Em termos gerais, o nosso estudo revela uma nova via de sinalização da autofagia não canónica que poderá ser um alvo interessante para a medicina personalizada e para o tratamento de células de cancro da mama ERa-positivas que não respondem à terapia anti-hormona e aos inibidores clássicos da autofagia.[(19)]

Foi demonstrado que o 17p-estradiol (E2) tem efeitos neuroprotectores em várias doenças do sistema nervoso central. Os mecanismos subjacentes ao efeito neuroprotector do estrogénio na lesão da medula espinal permanecem pouco claros. Estudos anteriores demonstraram que a autofagia desempenha um papel crucial no decurso da lesão nervosa. Neste estudo, demonstrámos que o tratamento com E2 melhora a recuperação da função locomotora e reduz a perda de neurónios motores em ratos com LME. As análises por PCR em tempo real e Western blot revelaram que a função protetora do E2 estava relacionada com a supressão da expressão de LC3II e Beclin-1. Um estudo imunohistoquímico também confirmou que a imunorreactividade do LC3 nos neurónios motores foi reduzida após o tratamento com E2. Estudos in vitro mostraram resultados semelhantes: o pré-tratamento com E2 diminuiu a atividade autofágica induzida pela rapamicina (sensibilizador da autofagia) e aumentou a viabilidade num modelo de células PC12. Estes resultados sugerem que os efeitos neuroprotectores do E2 na SCI estão parcialmente relacionados com a supressão da autofagia excessiva. [(20)]

O ERa contribui para o crescimento do CPT ao promover um importante processo catabólico pró-sobrevivência, a autofagia, nas células do CPT. A inibição da autofagia promove a apoptose, o que representa uma nova estratégia para o tratamento do CPT ERa positivo.[(21)]

Autofagia:

A autofagia é um sistema de degradação intracelular que transporta componentes citoplasmáticos para o lisossoma. Apesar da sua simplicidade, avanços recentes demonstraram que a autofagia desempenha uma variedade de tarefas fisiológicas e fisiopatológicas por vezes complexas. A autofagia consiste em várias etapas sequenciais - sequestro, transporte para os lisossomas, degradação e utilização dos produtos de degradação - e cada etapa pode ter uma função diferente. Nesta visão geral, o processo de autofagia é resumido e o papel da autofagia é discutido de uma forma orientada para o processo. [(22)]

Capítulo 11 Estrogénios e infecções

Os múltiplos efeitos dos estrogénios nos processos infecciosos estão apenas a começar a ser compreendidos. A existência de tais efeitos é sugerida pelas diferenças de género na frequência e gravidade de algumas infecções e pela associação de certas infecções com alterações hormonais previsíveis. As informações actuais sugerem que os estrogénios podem prejudicar a imunidade mediada por células, interferir com a atividade das células assassinas naturais e suprimir alguns aspectos da função dos neutrófilos. Os estrogénios aumentam a produção de anticorpos sistémicos, mas as respostas locais de anticorpos podem ser prejudicadas. Os efeitos directos dos estrogénios nos microrganismos foram mais bem estudados nos fungos; estas hormonas podem estimular ou suprimir a virulência dos fungos, dependendo da espécie. Investigações recentes sugerem também que um maior número de microrganismos responde aos estrogénios. Estudos em culturas celulares, animais e humanos sugerem que a gravidez, a suplementação com estrogénios e a fase menstrual podem influenciar a aquisição e a gravidade de certas infecções bacterianas, parasitárias e virais. Esta interação depende de várias características tanto do micróbio como do hospedeiro num determinado ambiente e, por conseguinte, pode conduzir a diferentes resultados; no entanto, parece haver uma predisposição para uma maior morbilidade infecciosa em determinadas condições com níveis elevados de estrogénios. Dada a utilização generalizada de estrogénios como suplementos dietéticos, é necessário definir melhor o impacto clínico dos estrogénios na incidência e no resultado das infecções. [(23)]

Os efeitos dos estrogénios no risco de infecções do trato urinário (ITU) nas mulheres têm sido objeto de numerosos estudos em seres humanos e em animais de laboratório. Muitas vezes, estes estudos chegaram a conclusões aparentemente contraditórias: Alguns sugerem um aumento do risco atribuível ao estrogénio, enquanto outros sugerem um possível efeito preventivo do estrogénio. Esta confusão deve-se em parte ao facto de os efeitos fisiológicos dos estrogénios nas diferentes partes anatómicas do aparelho urinário variarem consoante o efeito específico e o resultado medido. Por exemplo, sem estrogénio, a microflora periuretral e vaginal, normalmente dominada por lactobacilos produtores de peróxido de hidrogénio e poucas Escherichia coli, muda drasticamente para uma flora com poucos ou nenhuns lactobacilos mas muitas E. coli. Esta alteração da flora está associada a um aumento significativo do risco de infecções vesicais recorrentes por E. coli. Num ensaio aleatório, controlado por placebo, de um creme tópico de estrogénio intravaginal nessas mulheres, foi demonstrado que tanto a restauração da flora vaginal normal dominada por lactobacilos como uma taxa mais baixa de infecções do trato urinário foram demonstradas nas mulheres tratadas com estrogénio. No entanto, o estrogénio vaginal tópico também inverte a vaginite atrófica associada à menopausa, tornando as relações sexuais mais agradáveis e as utilizadoras mais propensas a ter relações sexuais com maior frequência. Como as relações sexuais são um fator de risco para as infecções do trato urinário nas mulheres, este efeito pode contrariar os efeitos positivos da normalização da flora. Os modelos animais raramente têm sido utilizados para estudar estes aspectos específicos da suscetibilidade induzida pelos estrogénios às ITU, uma vez que tanto a anatomia do trato urogenital como a flora normal dos pequenos animais diferem consideravelmente da das mulheres. Os efeitos preventivos da reposição de estrogénios nas infecções do trato urinário observados nas mulheres pós-menopáusicas, que se devem presumivelmente a alterações na flora vaginal, não são, portanto, geralmente observados em estudos com animais. Tal como no estudo de Curran et al. publicado nesta edição do Journal of Infectious Diseases, a maioria dos animais em modelos de infeção experimental é inoculada através de um cateter uretral, ignorando completamente a fase da infeção em que a flora microbiana vaginal desempenha um papel importante. [24]

As infecções crónicas por leveduras são frequentemente atribuídas ao estilo de vida, como roupa interior demasiado apertada, utilização de produtos de higiene feminina/ toalhetes de venda livre, obesidade, dieta rica em açúcar, diabetes, utilização excessiva de antibióticos ou uma condição médica que suprime o sistema imunitário. No entanto, uma das causas mais importantes de uma infeção crónica por leveduras pode ser um desequilíbrio hormonal - particularmente um desequilíbrio das hormonas sexuais, como o estrogénio e a progesterona.

Efeito dos estrogénios nos fungos de levedura causadores de infecções (Candida)

Nos últimos anos, os investigadores identificaram repetidamente um efeito dos estrogénios no crescimento da levedura Candida. Por exemplo, um estudo publicado em 2000 por investigadores do Iowa mostrou claramente que os estrogénios (em particular o 17-p-estradiol) favorecem o crescimento e a sobrevivência da Candida.

A Candida apresenta-se sob duas formas - a forma oval e a forma filamentosa. A mudança da forma oval para a forma filamentosa é necessária para o estabelecimento da infeção. Uma investigação da Universidade de Illinois descobriu que o 17-p-estradiol, o tipo de estrogénio predominante durante o período reprodutivo, apoia a conversão da forma oval para a forma filamentosa. Em contrapartida, o 17-p-estradiol, que é semelhante ao 17-p-estradiol mas não tem a mesma atividade, não teve o mesmo efeito. Do mesmo modo, nem o estriol (que é produzido em quantidades significativas durante a gravidez) nem o etinilestradiol (um derivado do estradiol habitualmente utilizado em pílulas contraceptivas orais) tiveram qualquer efeito na conversão para a forma filamentosa.

Muitas mulheres notam um aumento das infecções vaginais por leveduras antes do período menstrual ou por volta da menopausa. Isto deve-se a alterações nos níveis de estrogénio, que são elevados antes do período e baixos imediatamente antes da menopausa. Níveis mais baixos de estrogénio levam à secura vaginal, o que pode causar mais lesões no tecido vaginal e aumentar a probabilidade de infeção.

Efeito do estrogénio na imunidade vaginal contra infecções

Um artigo de revisão publicado em 2010 descreve o papel das hormonas sexuais na imunidade do trato reprodutivo contra infecções. As células vaginais têm o seu próprio sistema imunitário para prevenir infecções. No entanto, os órgãos reprodutores também devem ser capazes de suportar a fertilização e manter o feto, que é geneticamente diferente e estranho ao corpo da mulher. Este equilíbrio é conseguido através da alteração das hormonas sexuais em função da fase do ciclo menstrual. Assim, um nível baixo de estrogénios protege contra as infecções, enquanto um aumento dos níveis de estrogénios suprime a imunidade contra as infecções. Este efeito imunossupressor dos estrogénios parece também ser responsável pelas infecções fúngicas, como demonstra um estudo publicado em 2012 por investigadores do Arizona.

Pode estar a perguntar-se: se é natural e normal que os níveis de estrogénio da mulher flutuem, os níveis mais baixos de estrogénio na fase não ovulatória não deveriam eliminar a infeção? Sim, tem razão, deveria. Obviamente, algo mais está a acontecer que torna a infeção por leveduras crónica.

Um estudo em ratos publicado em 2014 por um perito de Sharjah mostrou que a administração externa de estrogénio leva a infecções vaginais graves e persistentes por leveduras em ratos.

Vários estudos de prevalência demonstraram que as infecções por Candida ocorrem mais frequentemente em mulheres grávidas no segundo ou terceiro trimestre de gravidez. Este facto está diretamente relacionado com o aumento dos níveis de estrogénio no segundo e terceiro trimestres. Como já aprendemos, os níveis mais elevados de progesterona durante este período deveriam prevenir as infecções. Então, o que acontece às mulheres grávidas que contraem uma infeção por leveduras? (25)

Existe uma estreita relação entre hormonas, citocinas, neuropeptídeos e neurotransmissores que modulam a resposta imunitária do hospedeiro através de vários mecanismos efectores, incluindo a imunidade celular e humoral. A perturbação deste equilíbrio de comunicação conduz à doença ou a uma maior suscetibilidade à infeção. As relações entre parasitas e hospedeiros são complexas e existe uma extensa interação, comunicação e co-evolução bioquímica. Foi demonstrado o papel de certas hormonas nas infecções parasitárias e estão documentados os efeitos directos das hormonas nos parasitas. Muitos parasitas induzem a secreção de moléculas que influenciam as respostas fisiológicas e imunológicas dos hospedeiros, incluindo os hospedeiros intermediários e os vectores. Por outro lado, os parasitas segregam muitos factores que alteram os níveis hormonais no hospedeiro. Em alguns casos, as hormonas têm efeitos positivos ou negativos sobre o estado do parasita. Noutros casos, os efeitos são mediados indiretamente através do sistema imunitário do hospedeiro. Nos vertebrados, a presença do parasita também tem um impacto importante no estado endócrino do hospedeiro e no conjunto normal de processos controlados por hormonas. Estes processos incluem o desenvolvimento, o estabelecimento, a metamorfose e a reprodução do hospedeiro. A compreensão dos mecanismos envolvidos na modulação endócrina imune e dos seus efeitos nos parasitas é, por conseguinte, crucial para o desenvolvimento de novos medicamentos, a procura de alvos para vacinas e a conceção de novas terapias para várias doenças infecciosas. (26)

Os ratos fêmeas são mais susceptíveis à infeção por Taenia crassiceps (TC) do que os machos. No entanto, ao fim de um mês, a carga parasitária aumenta maciçamente em ambos os sexos, atingindo milhares de parasitas por hospedeiro. Foi considerada a possibilidade de alterações hormonais nos ratos infectados. Os níveis das hormonas sexuais foram determinados após diferentes períodos de infeção, os parasitas presentes na cavidade peritoneal foram recolhidos e as gónadas, o útero e as vesículas seminais foram pesados. Nos ratos machos, os níveis séricos de estradiol aumentaram para 200 vezes o valor normal, enquanto os níveis de testosterona diminuíram 90% em comparação com os controlos. O peso das vesículas seminais foi significativamente reduzido. Os ratos fêmeas infectados também apresentaram um ligeiro aumento dos níveis sanguíneos de estrogénio após 8 semanas e o peso do útero aumentou significativamente em comparação com os controlos. Após a gonadectomia, o estradiol e a testosterona eram quase indetectáveis no soro. Citocinas como a IL-6 são capazes de estimular a atividade da aromatase, e verificámos que os esplenócitos de ratinhos infectados produziam níveis mais elevados de IL-6 do que o grupo de controlo, conforme medido por ELISA. Em resumo, a infeção por T. crassiceps desencadeia um processo de feminização nos hospedeiros infectados. As gónadas são necessárias para que o parasita induza uma maior síntese de estrogénios. A IL-6 pode estar envolvida no mecanismo imunoendócrino pelo qual o parasita mantém um ambiente altamente favorável para o seu rápido crescimento. [27]

Hormonas associadas ao sexo e imunidade contra protozoários parasitas

Numerosos estudos epidemiológicos e clínicos revelaram diferenças na incidência e gravidade das doenças parasitárias entre homens e mulheres. Embora, em alguns casos, isto possa dever-se a diferenças de comportamento específicas do sexo, existem provas irrefutáveis de que as hormonas associadas ao sexo também podem modular as respostas imunitárias e, consequentemente, influenciar diretamente o resultado da infeção parasitária. As diferenças entre os sexos observadas nos seres humanos podem muitas vezes ser reproduzidas em modelos animais, e o papel das hormonas associadas ao sexo pode ser confirmado através da alteração experimental dos seus níveis. Em circunstâncias normais, os níveis das hormonas sexuais não só diferem entre homens e mulheres, como também variam com a idade. Além disso, as mulheres em idade reprodutiva não só estão sujeitas aos ciclos hormonais regulares que controlam a ovulação, como também estão expostas a níveis drasticamente alterados durante a gravidez. Por conseguinte, não é surpreendente que a gravidade de muitas doenças, incluindo as causadas por parasitas, tenha demonstrado ser influenciada por uma ou mais destas circunstâncias. Além disso, foi demonstrado que a infeção por muitos agentes patogénicos tem um impacto negativo na gravidez. Neste artigo, são revistos os efeitos das hormonas associadas ao sexo no sistema imunitário e no desenvolvimento e manutenção da imunidade aos protozoários intracelulares Toxoplasma gondii, Plasmodium spp. e Leishmania spp.

A literatura apresenta amplas provas de que tanto a frequência como a gravidade das infecções naturais por parasitas em muitas espécies animais, incluindo os seres humanos, diferem entre machos e fêmeas. Estas diferenças devem-se, sem dúvida, a muitos factores, incluindo a diferente exposição dos sexos às várias fases de infeção do parasita. No entanto, em condições laboratoriais controladas, pode também ser observada uma clara dicotomia na suscetibilidade de machos e fêmeas. Estas experiências mostram que as diferenças fisiológicas entre machos e fêmeas desempenham um papel importante na determinação da suscetibilidade à infeção pelo parasita. Além disso, a incidência e a gravidade diferenciadas de muitas doenças de etiologia não infecciosa são mais uma prova de que a fisiologia dos machos e das fêmeas é um fator importante na determinação da suscetibilidade às doenças. Estes estudos conduziram à investigação da capacidade das hormonas específicas do sexo para influenciar o sistema imunitário. Atualmente, é amplamente reconhecido que muitas hormonas, incluindo as hormonas associadas ao sexo, influenciam diretamente o sistema imunitário e, por conseguinte, a suscetibilidade a doenças. Neste artigo, são revistos os efeitos das hormonas associadas ao sexo e à gravidez no sistema imunitário em geral e na imunidade a doenças parasitárias selectivas causadas por protozoários em particular. [(28)]

Estrogénio e esquistossomose na urina

Cerca de 200 milhões de pessoas em 75 dos países mais pobres do mundo estão atualmente infectadas com o parasita sanguíneo Schistosoma haematobium (S. haematobium). A infeção causa doenças urogenitais graves, mas também leva ao cancro da bexiga em alguns doentes, embora não se saiba ao certo porque é que isso acontece.

Agora, um grupo de cientistas portugueses acredita ter encontrado a resposta: A sua investigação mostra como os ovos do parasita podem fazer com que as células da bexiga humana se comportem como células cancerígenas. E a chave para isso - segundo a primeira autora do trabalho, Mónica Botelho - são os catecolestrogénios, uma molécula derivada do estrogénio (a hormona sexual), que os investigadores encontraram nos ovos e que é conhecida por ser altamente cancerígena (causadora de cancro).

A investigação, realizada em colaboração entre o CECA/ICETA da Universidade do Porto, o Instituto Nacional de Saúde do Porto (Portugal) e a Universidade George Washington (EUA), poderá ser um primeiro passo para um dia identificar os doentes infectados com S. haematobium que correm o risco de contrair cancro da bexiga, ou mesmo para prevenir o cancro através da ação sobre os estrogénios catecóis. A esquistossomose está também associada a problemas de fertilidade e as moléculas recentemente descobertas poderão ser a chave para compreender estas ligações.

Apesar do elevado número de pessoas infectadas, a esquistossomose continua a ser uma doença tropical negligenciada que afecta as pessoas mais pobres do mundo e cujo impacto socioeconómico nos países em desenvolvimento só é ultrapassado pela malária. A doença é transmitida aos seres humanos por caracóis de água doce provenientes de águas contaminadas, sendo que os vermes entram na nossa corrente sanguínea e libertam ovos que se alojam na parede da bexiga, onde causam inflamação crónica e, em alguns doentes, cancro da bexiga.

É difícil dizer com que frequência este carcinoma ocorre em doentes infectados com parasitas, uma vez que os países mais afectados são também os países mais pobres do mundo, onde há poucos ou nenhuns registos da doença.

No entanto, no Egipto, com o desaparecimento de S. haematobium, o tipo de tumores associados à infeção diminuiu de quase 80% de todos os casos diagnosticados de cancro da bexiga para menos de 27%, o que sugere que a infeção conduz a um número significativo de casos de cancro.

Ciclo de vida do Haematobium

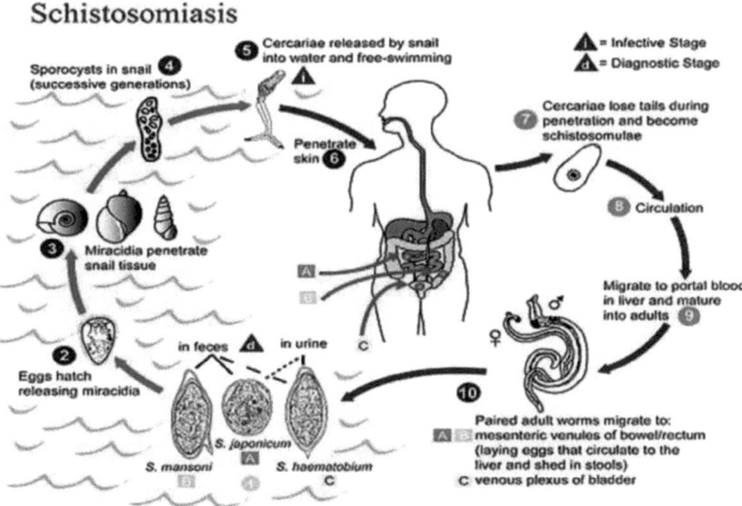

Botelho e seus colegas estudam esta relação há vários anos e já demonstraram que um extrato do verme adulto pode induzir as células animais a assumirem propriedades cancerígenas e até a formarem tumores quando injectadas em ratinhos sem sistema imunitário, o que constitui mais uma prova da ligação entre parasitas e cancro.

Depois de descobrirem que os doentes com esquistossomose tinham níveis de estrogénio mais elevados do que o normal, Botelho e os seus colegas descobriram também novas moléculas estrogénicas libertadas pela S. haematobium. Estas moléculas regulam negativamente os receptores de estrogénio, bloqueando os estrogénios do hospedeiro (que actuam através destes receptores), o que, como explica Botelho, "foi uma pista importante porque sabemos que os receptores de estrogénio são reduzidos à medida que o cancro se torna mais invasivo".

As novas moléculas foram mais tarde identificadas como uma combinação de ADN e catecol estrogénio quinonas (um derivado de estrogénio). Os estrogénios catecol estão associados a vários tipos de cancro, incluindo o cancro da mama e da próstata, sugerindo que as novas moléculas poderiam ser a ligação entre a esquistossomose e o cancro da bexiga.A investigação recentemente publicada vem no seguimento destes resultados e investiga o efeito dos ovos de S. haematobium (a fase do parasita associada ao desenvolvimento do cancro) nas células normais da bexiga humana. Botelho e os seus colegas expuseram as células a um extrato dos ovos e descobriram que as células tratadas se dividiam muito mais, morriam muito menos e apresentavam sinais de stress oxidativo em comparação com as células normais de controlo.A divisão celular descontrolada e a resistência à morte são características do cancro, e sabe-se que o stress oxidativo desempenha um papel na carcinogénese.Para confirmar que estas alterações estão relacionadas com o cancro, Botelho e os seus colegas investigaram a seguir as lesões do ADN. Quando o ADN - o "manual de instruções" da célula - é danificado e não é devidamente reparado, dá "instruções" erradas, o que pode levar ao comportamento anormal típico do cancro (proliferação celular descontrolada, "imortalidade", etc.). E, de facto, a exposição a ovos de parasitas foi associada a um aumento visível das lesões do ADN nas células. Foi confirmado que os ovos contêm as mesmas novas moléculas estrogénicas que se encontram nos vermes adultos.

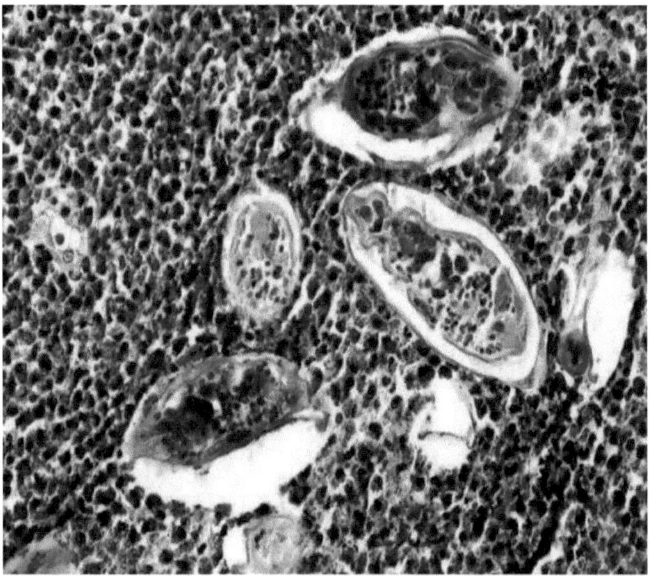

Ovos de S. hematobium incrustados na parede da bexiga (imagem da Biblioteca de Imagens de Saúde Pública do CDC)

Com base nos novos dados, Botelho e colegas propõem agora um mecanismo para a ligação entre a esquistossomose e o cancro da bexiga.

Botelho explica: "Suspeitamos que o parasita liberta moléculas de estrogénio no hospedeiro. Estas são convertidas em quinonas de estrogénio catecol, que se sabe terem uma elevada afinidade para o ADN e conduzem a aductos de estrogénio-ADN que podem levar ao cancro da bexiga".

Sabe-se que os aductos, ou seja, os pedaços de ADN ligados covalentemente a uma substância química cancerígena, perturbam a divisão celular normal e aumentam o risco de mutações do ADN e, consequentemente, de cancro. O efeito carcinogénico deste aduto estrogénio-ADN poderia assim explicar a relação entre a infeção por S. haematobium e o carcinoma.

O trabalho de Botelho e colegas tem várias implicações - a possibilidade de utilizar as moléculas estrogénicas recentemente identificadas como biomarcadores para o cancro da bexiga em doentes com esquistossomose ou mesmo como alvos terapêuticos, para começar.

Isto é importante porque, embora se estime atualmente que, por cada 100 000 pessoas infectadas com esquistossomose, há cerca de 4 casos de cancro, o que não parece muito, não devemos esquecer que se pensa que 200 milhões de pessoas estão infectadas e mesmo estes números, como mostra o caso do Egipto, são provavelmente uma subestimação grosseira. O facto é que o cancro da bexiga é a doença maligna mais comum no Médio Oriente e em partes de África onde a esquistossomose é um problema grave.

Além disso, a doença (que é assintomática até uma fase muito tardia) parece estar a propagar-se apesar da existência de um medicamento barato e eficaz. Esta situação deve-se provavelmente ao grande número de migrantes económicos dos países em desenvolvimento, bem como às guerras nestas regiões do mundo, que provocam uma grande deslocação de pessoas.

Outra implicação potencial interessante das descobertas de Botelho é a possibilidade de as moléculas estrogénicas recentemente identificadas poderem desempenhar um papel noutros cancros associados à infeção e a alterações estrogénicas, como o colangiocarcinoma, um cancro do fígado associado à infeção por uma parasita do fígado.

No entanto, há uma questão que permanece: porque é que o parasita produz moléculas estrogénicas? Uma possibilidade, segundo os investigadores, é que o parasita as utilize para reduzir a densidade da parede da bexiga (um efeito conhecido da redução dos receptores de estrogénio). Afinal, os ovos de S. haematobium têm de atravessar a mucosa da bexiga para serem excretados, de modo a poderem sobreviver e continuar o seu ciclo de vida. Outra possibilidade é que o parasita manipule o ambiente hormonal do hospedeiro para melhorar as suas próprias condições de vida. [(29)]

Capítulo 12 Os estrogénios e o cancro

Há anos que se suspeita que os estrogénios são cancerígenos, uma vez que existem fortes provas epidemiológicas de que a hormona está associada ao cancro da mama, do útero e do útero. As mulheres que começam a menstruar cedo ou que entram na menopausa tarde produzem mais estrogénios ao longo da vida e correm um maior risco de cancro da mama. Recentemente, o ensaio clínico de tratamento com estrogénio e progestagénio foi interrompido devido a um risco acrescido de cancro da mama.

Um novo estudo realizado por investigadores do Mailman mostra que é necessária mais do que uma sequência de passos para que o estrogénio possa causar cancro. Para além de um processo mediado pelo recetor hormonal, é necessário um segundo processo, afirma o autor principal do estudo, Dr. Hari Bhat, professor assistente de ciências da saúde ambiental. Os resultados sugerem que o bloqueio da segunda via poderia prevenir os cancros relacionados com os estrogénios. Mas também sugerem que mesmo os estrogénios não cancerígenos podem causar cancro nas condições certas. Os resultados desta investigação foram publicados na revista Proceedings of the National Academy of Sciences em 1 de abril.

Inicialmente, pensava-se que os estrogénios causavam cancro ao promover a proliferação das células. Depois de a hormona se ligar aos seus receptores numa célula, ativa genes dependentes de hormonas que promovem a síntese de ADN e a proliferação celular. Se uma célula tiver mutações cancerígenas, estas células também se multiplicam e têm a possibilidade de se transformar em tumores.

"Mas se a proliferação celular através de processos mediados por receptores for o único mecanismo, então todos os estrogénios devem causar cancro", diz o Dr. Bhat. "Por isso, a hipótese é que o metabolismo dos estrogénios pode desempenhar um papel fundamental nos cancros induzidos por estrogénios, porque os diferentes estrogénios diferem na forma como são decompostos na célula.

A célula utiliza uma série de reacções para se livrar dos estrogénios. A metabolização dos estrogénios cancerígenos produz produtos intermédios que podem gerar radicais de oxigénio, os quais podem danificar as gorduras, as proteínas e o ADN da célula. Os danos não reparados no ADN podem levar a uma mutação que, mais tarde, pode favorecer o cancro.

Para descobrir se os estrogénios cancerígenos necessitam de radicais de oxigénio para produzir tumores, o Dr. Bhat implantou esferas da hormona em hamsters que são susceptíveis ao cancro do rim induzido por estrogénios. Este modelo é frequentemente utilizado como modelo animal para o cancro induzido por hormonas. Utilizando o carcinogéneo 17beta-estradiol (E2), quase todos os hamsters com os grânulos desenvolveram cancro no prazo de sete meses, como previsto. O E2 promove a proliferação celular e produz radicais de oxigénio quando é metabolizado pela célula.

Além disso, como esperado, nenhum dos hamsters desenvolveu cancro do rim quando foi implantado um estrogénio não cancerígeno, o 17alfa-etinilestradiol (EE). O EE tem o mesmo efeito que o E2 na formação de novas células através dos receptores de estrogénio, mas, ao contrário do E2, quase não se decompõe e não produz radicais de oxigénio.

No entanto, quando o EE foi combinado com uma molécula não estrogénica que produz radicais de oxigénio, 30% dos hamsters desenvolveram cancro nos rins no espaço de sete meses. O não estrogénio utilizado, a menadiona, não provocou tumores quando utilizado isoladamente.

"O facto de termos encontrado tumores nos hamsters tratados com EE e menadiona indica claramente que tanto a atividade do recetor de estrogénio como o stress oxidativo são necessários para que o estrogénio cause cancro", diz o Dr. Bhat.

Em experiências posteriores, o Dr. Bhat e os seus colegas confirmaram que os danos oxidativos nas células cancerosas dos rins eram causados pela degradação metabólica do E2. "Por conseguinte, o E2 actua como um carcinogéneo completo", afirma o Dr. Bhat. "É um estrogénio potente e pode também gerar stress oxidativo".

Um maior conhecimento da forma como o estrogénio aumenta o risco de cancro pode levar a novas terapias antioxidantes para tratar ou prevenir o cancro.

Mas também sugere que os estrogénios supostamente "seguros", que são apresentados como substitutos dos estrogénios na terapia de substituição hormonal, podem não ser assim tão seguros. "Quando as células são expostas ao stress oxidativo de outros químicos, as mulheres correm o risco de cancro, mesmo com estrogénios que não são considerados cancerígenos", afirma o Dr. Bhat. "A terapia pode ser mais segura quando tomada com antioxidantes, mas é necessária mais investigação para produzir antioxidantes mais seguros e eficazes." [30]

Capítulo 13 Níveis elevados de estrogénios

As hormonas do corpo são como uma gangorra. Quando estão perfeitamente equilibradas, o seu corpo funciona como deve. No entanto, quando não estão equilibradas, o seu corpo pode ter problemas.

O estrogénio é referido como a hormona "feminina" e a testosterona como a hormona "masculina". Embora sejam identificadas com um género específico, ambas as hormonas se encontram nas mulheres e nos homens. As mulheres têm mais estrogénio e os homens têm mais testosterona.

Nas mulheres, o estrogénio ajuda a iniciar o desenvolvimento sexual. Também regula o ciclo menstrual da mulher e influencia todo o sistema reprodutor.

Um nível elevado de estrogénios ou dominância de estrogénios pode ocorrer se o nível de estrogénios for demasiado elevado. Estes níveis mais elevados podem ocorrer naturalmente. Níveis demasiado elevados de estrogénios também podem ser o resultado de medicação. Por exemplo, a terapia de substituição de estrogénios, um tratamento popular durante a menopausa, pode fazer com que a hormona atinja níveis problemáticos. O corpo também pode desenvolver muito pouca testosterona, o que pode perturbar o equilíbrio.

Sintomas de níveis elevados de estrogénio

Se os níveis de estrogénio e de testosterona no seu corpo não estiverem equilibrados, pode desenvolver certos sintomas. Os sintomas de níveis elevados de estrogénio incluem
-sangramento
-inchaço e sensibilidade dos seios
-diminuição do desejo sexual
-Hemorragia menstrual irregular
-Dores de cabeça
-Variações de humor
-Desenvolvimentos fibrocísticos na mama
-Ganho de peso
-Perda de cabelo
-Mãos ou pés frios
-fadiga ou falta de energia
-Dificuldades de memória
-Perturbações do sono
Aumento dos sintomas da síndroma pré-menstrual (PMS).
Níveis elevados de estrogénios podem significar um maior risco de outras doenças. Níveis elevados de estrogénio, por exemplo, são um fator de risco para o cancro da mama. De acordo com o Instituto Nacional do Cancro, níveis elevados de estrogénio durante um longo período de tempo podem também causar cancro do endométrio. [31]

Capítulo 14 Dosagem dos estrogénios

As dosagens de estrogénio são usadas para detetar uma deficiência ou um excesso na mulher e para diagnosticar diversas doenças relacionadas com esse desequilíbrio. Podem também ser usadas para determinar o momento da ovulação da mulher e podem ser pedidas para monitorizar a saúde do bebé e da placenta durante a gravidez. Nos homens, a dosagem de estrogénio pode ser realizada para determinar o excesso de hormonas e a sua causa.

Os testes de estrogénios medem um de três componentes: Estrona (E1), estradiol (E2) ou estriol (E3). Cada um destes testes tem objectivos diferentes.

Nas raparigas e nas mulheres:

O exame do estradiol (E2) e/ou da estrona (E1) pode ser pedido para

-ajudar a diagnosticar o início precoce da puberdade, quando uma rapariga desenvolve características sexuais secundárias mais cedo do que o esperado; ou a puberdade retardada, quando uma rapariga apresenta um desenvolvimento retardado das características sexuais secundárias ou do início da menstruação

-Investigação de anomalias menstruais, como a ausência de menstruação (amenorreia), infertilidade e hemorragias vaginais anormais

-Avaliação da função ovárica e deteção de insuficiência ovárica

Monitorização do desenvolvimento folicular no ovário nos dias anteriores à fertilização in vitro através de medições seriadas de estradiol

-monitorização da terapia de substituição hormonal administrada para promover a fertilidade

-acompanhamento da terapêutica de substituição hormonal na menopausa, que é utilizada para aliviar os sintomas associados à deficiência de estrogénios

Detetar tumores produtores de estrogénios

Monitorização da terapêutica anti-estrogénica, como no caso do cancro da mama

Investigação do estriol (E3):

Por vezes, podem ser pedidas em série para monitorizar uma gravidez de alto risco; neste caso, cada amostra deve ser colhida à mesma hora todos os dias.

Um teste para o estriol não conjugado é um dos componentes do rastreio do soro materno no segundo trimestre. Níveis baixos têm sido associados a várias doenças genéticas, incluindo a síndrome de Down, defeitos do tubo neural e anomalias supra-renais.

Em rapazes e homens

A dosagem de estradiol (E2) e/ou estrona (E1) em rapazes ou homens pode ser pedida para

-Ajuda no diagnóstico da puberdade tardia

-Ajuda no diagnóstico da causa do aumento do tamanho dos seios (ginecomastia) ou de outros sinais de feminização

-Determinação de um excesso relativo de estrogénios que se deve a uma deficiência de testosterona ou de androgénios

- Reconhecer os tumores produtores de estrogénios

Quando é que será encomendado?

Nas raparigas e mulheres

A dosagem de estradiol (E2) e/ou estrona (E1) em raparigas e mulheres pode ser pedida se

- Os órgãos reprodutores de uma rapariga desenvolvem-se mais cedo ou mais tarde do que o normalmente esperado
- Uma mulher tem sintomas como hemorragia vaginal anormal após a menopausa ou ciclos menstruais anormais ou ausentes
- Uma mulher sofre de infertilidade; pode ser efectuada uma série de medições de estradiol ao longo do ciclo menstrual da mulher para monitorizar o desenvolvimento folicular antes das técnicas de fertilização in vitro (programadas para coincidir com um aumento do estradiol).
- Uma mulher sofre de sintomas da menopausa, incluindo afrontamentos, suores noturnos, insónias e/ou períodos irregulares ou ausentes

-Uma mulher na menopausa está a fazer terapia de substituição hormonal; o seu médico pode medir os níveis de estrona em intervalos regulares para monitorizar o tratamento.

Nas mulheres, pode ser pedida uma dosagem de estriol (E3):

Durante a gravidez, o médico pode pedir amostras de estriol em série para identificar uma tendência, ou seja, se os níveis de estriol estão a aumentar ou a diminuir ao longo do tempo.

-O estriol não conjugado é frequentemente medido entre a 15ª e a 20ª semana de gravidez como parte do rastreio triplo/quadrangular.

Em rapazes e homens

A dosagem de estradiol (E2) e/ou estrona (E1) em rapazes e homens pode ser pedida se

-Um rapaz tem uma puberdade atrasada, caracterizada por um desenvolvimento tardio da massa muscular, falta de aprofundamento da voz ou de crescimento de pêlos no corpo, crescimento lento ou tardio dos testículos e do pénis

-Um homem apresenta sinais de feminização, como o aumento do tamanho dos seios

O que significa o resultado do teste?

Os resultados normais de estrogénio dependem do sexo e da idade da pessoa testada. Para as mulheres, depende também do ciclo menstrual ou do facto de estarem grávidas. Os intervalos de referência variam de laboratório para laboratório, tanto no que respeita aos valores normais indicados como às unidades utilizadas.

Os níveis de estrogénio aumentados ou diminuídos ocorrem em muitas doenças metabólicas. Deve ter-se cuidado ao interpretar os resultados da estrona, do estradiol e do estriol, uma vez que os valores variam de dia para dia e durante o ciclo menstrual da mulher.

Um médico que monitoriza os níveis hormonais de uma mulher procura tendências, ou seja, aumentos ou diminuições dos níveis ao longo do tempo relacionados com o ciclo menstrual ou com a gravidez, em vez de avaliar níveis individuais. Os resultados das análises não constituem um diagnóstico de uma doença específica, mas fornecem ao médico informações sobre a possível causa dos sintomas ou da doença de uma pessoa.

As condições que se seguem podem levar a um aumento ou diminuição dos níveis de estrogénio.

Nas mulheres, observa-se um aumento dos níveis de estradiol (E2) ou de estrona (E1):

Raparigas e mulheres:

-Puberdade precoce

-Tumores dos ovários ou das glândulas supra-renais

Rapazes e homens:

-Seios aumentados (ginecomastia)

Tumores nos testículos (cancro testicular) ou nas glândulas supra-renais

-Atraso na puberdade

Tanto nas mulheres como nos homens: -hipertiroidismo

-Cirrose

Nas mulheres, um nível reduzido de estrogénio está associado a:

Síndrome de Turner, uma doença hereditária nas mulheres causada por um cromossoma X em falta ou anormal e caracterizada por características sexuais femininas subdesenvolvidas

-Níveis baixos de hormonas na glândula pituitária (hipopituitarismo)

-Disfunção dos ovários (hipogonadismo feminino)

-Falha na gravidez (estriol).

-Perturbações do comportamento alimentar, como a anorexia nervosa

-após a menopausa (estradiol)

-PCOS (síndroma dos ovários poliquísticos, síndroma de Stein-Levanthal)

-Treino de resistência extrema.

Os resultados das análises ao sangue e à urina não são intercambiáveis. O seu médico decidirá qual o estrogénio e qual o tipo de amostra a analisar. Para além do sangue e da urina, ocasionalmente também se efectuam análises aos estrogénios na saliva ou no líquido amniótico.

Para além das flutuações diurnas e cíclicas, doenças como a hipertensão arterial, a anemia e a insuficiência das funções hepática e renal podem também afetar os níveis de estrogénio.

Alguns medicamentos, como os glucocorticosteróides, a ampicilina, os medicamentos que contêm estrogénios, as fenotiazinas e as tetraciclinas podem aumentar os níveis de estrogénios no sangue. A presença de glicose na urina e as infecções do trato urinário podem aumentar os níveis na urina. Os medicamentos que podem baixar os níveis de estrogénios incluem o clomifeno e os contraceptivos orais.[32]

Referências:

1-https://www.livescience.com/38324-what-is-estrogen.html

2-https://www.livestrong.com/article/23846-estrogen-produced/

3-https://www.news-medical.net/health/What-Does-Estrogen-Do.aspx

4- http://www.ebi.ac.uk/chebi/searchId.do?chebiId=CHEBI:17263

5- https://www.drugbank.ca/drugs/DB00655

6- https://en.wikipedia.org/wiki/Estradiol

7-https://en.wikipedia.org/wiki/Estriol

8-http://novahealththerapy.com/hormones-and-your-health/low-estrogen-common-causes- symptoms-and-treatment-options

9- https://www.livestrong.com/article/217109-what-causes-low-estrogen-levels-in-young- mulheres/

10-https://www.healthline.com/health/womens-health/low-estrogen-symptoms#symptoms2

11-http://www.md-health.com/Low-Estrogen.html

12- https://www.livestrong.com/article/277341-estrogen-fat-metabolism/

13- https://my.clevelandclinic.org/health/articles/estrogen-hormones-heart-health

14-https://www.livestrong.com/article/527950-the-connection-between-low-estrogen-and-low- vitamin-d/

15-https://www.ncbi.nlm.nih.gov/pubmed/19268483

16-https://www.bodybuilding.com/fun/losefatnow4.htm

17-https://www.ncbi.nlm.nih.gov/pubmed/26005699

18-https://www.ncbi.nlm.nih.gov/pubmed/24972010

19-https://www.ncbi.nlm.nih.gov/pmc/articles/PMC4650728/

20-https://link.springer.com/article/10.1007/s12264-016-0017-x

21-https://academic.oup.com/jcem/article/100/4/E561/2815155/Estrogen-Recetor-Induces- Prosurvival-Autophagy-in

22-http://genesdev.cshlp.org/content/21/22/2861.long

23-https://www.ncbi.nlm.nih.gov/pubmed/1775847

24-https://academic.oup.com/jid/article/195/5/623/842036/Estrogens-and-Urinary-Tract-
Infeção

25-https://www.yeastinfection.org/connection-between-chronic-yeast-infections-and-hormonal- imbalance/ 26-https://www.omicsonline.org/open-access/endocrine-immune-interactions-in-the- host-parasite-relationship-steroidhormones-as-immune-regulators-in-parasite-infections-2157- 7536-1000165.php?aid=66321

27-https://www.ncbi.nlm.nih.gov/pubmed/7779761

28-http://cmr.asm.org/content/14/3/476.full

29http://www.science20.com/catarina_amorim/new_mechanism_discovery_how_parasite_cause s_cancer-101051

30- http://www.cumc.columbia.edu/publications/in-vivo/Vol2_Iss10_may26_03/

31- https://www.healthline.com/health/high-estrogen#diagnosis4

32- https://labtestsonline.org/understanding/analytes/estrogen/tab/test/

Índice

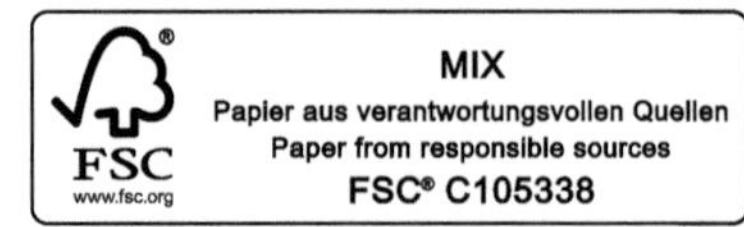

Printed by Books on Demand GmbH, Norderstedt / Germany